# 正是時候
# 開始中醫芳療  上集

### 86種植物精油百科··········

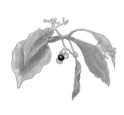

基礎芳療和86種精油解析
用中醫思維與植物力量療癒身心

# 目錄

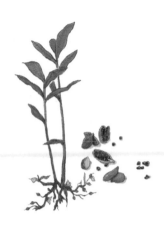

## 第一章 基礎芳療

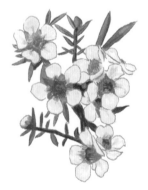

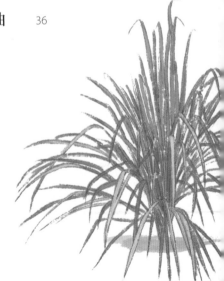

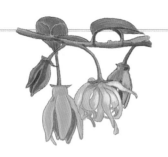

# 第二章 精油百科

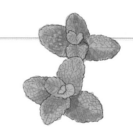

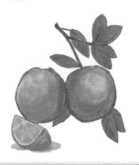

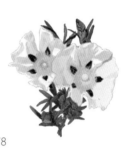

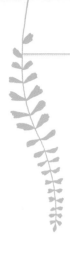

推薦序

　　芳香療法一詞雖然源於歐洲，但是早在幾千年前中醫就開始使用這一療法，唐宋金元時期更是積累了豐富的經驗。

　　近一個世紀以來，芳香療法持續在世界各地萌芽、深耕，越來越多的人關注這種獨特的自然療法，並從中受益。目前在國際上，芳香療法已經成為一種非常受歡迎的輔助療法，在法國和義大利，只有醫生才能運用芳香療法；在英國任何受過專業訓練的專業治療師都能運用；在德國、瑞士、奧地利，明確區分芳香護理及芳香治療，芳香治療只能由醫師和自然療法師執行，護理人員需在醫師的指導下進行。而在德國、法國、英國、美國等發達國家，很多醫院裡面都有芳香療法的專案，並且很多國家已經把芳香療法納入到醫療體系當中，像是中國很多城市都有芳療館，並且以芳香療法作為和緩醫療，還入駐了不少大城市的最高等級的醫療機構。

　　然而隨著芳香療法的普及，也暴露出一些缺陷，其中最明顯的便是芳療方案和配方的個人化訂制。不少芳療方案和配方以一應百、千篇一律，比較機械死板，不夠靈活個性，也不盡符合每個人的體質，因此在臨床上，舒適度好，但療效比較低。對此問題，普遍的共識是

要引入中醫芳療運用體系。

　　相對於西方芳香療法注重單獨的植物功效、物質結構，中醫對芳香療法的運用更側重於根據當時當下的個體辨證來使用芳香植物，並且更重視植物的氣機升降開合、寒涼溫熱，不僅僅只看重其功效。因此，在芳香療法，特別是芳療配方的制定上，引入中醫辨證體系和中醫的本草理論等、對芳香療法在臨床上擴大運用範圍、提高療效，都具有重大的意義。

　　此書的作者耕耘於芳療領域多年，又致力於中醫的學習，在臨床實證中將中醫的認知、理論、辨證方法、組方原理引入了芳療，是很有價值的嘗試，其實踐經驗也有值得借鑑學習之處。相信本書的問世，一定會在國際芳療界上引發有意義的思考及實踐，引發更多的人關注或加入芳香療法中醫實證的隊伍裡來。故特為序，預祝中醫實證芳療造福更多的人。

**閔素靈**　中醫學博士，心理學博士，道家灸法傳承者

2021 年 10 月 31 日星期日於終南山

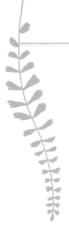

## 推薦序 二

　　我是一名小兒推拿醫師，在深圳市中醫院工作很多年。2019年11月我被深圳市小兒推拿專委會分配到南山區小兒推拿培訓點做培訓工作。南山區的小兒推拿委員中就有郭恒怡，我們是在那次聚會上認識的。也是在交談中，我慢慢了解「芳療」的概念。沒想到，小兒推拿專委會中也有芳療的專業人士。

　　通常談起芳療，大多是指「精油」，而小兒推拿的介質多是水、滑石粉，或是少量的藥油藥膏，從沒想過專門用精油去做。另外，精油多半昂貴，所以起初的印象並不太好。好在，郭恒怡是一位善良謙遜耐心的女士，她容忍了我的不屑，耐心地跟我聊起了她10多年的學習過程及感悟，當我聽到她會用中醫辨證的思維去配伍精油時，我肅然起敬。原來，精油是這麼玩的！這不就是更進一步的中醫外治方案嗎！從此，我不再另眼看待精油。然而市場並不是因為某個人的改變而改變的，大部分人還在盲目的應用，我們在工作中也沒有真正的應用精油。

2021 年 10 月 15 日晚上，她告訴我她的書《中醫實證芳療全書》（編按：原文書名）即將出版。我心中感歎，是怎樣的耐心和毅力！16 日，當書稿放到我案頭時，又一次震驚了我，內容太全面了。

　　這是一部突破了傳統的西方認知的芳療書，也是一部詳盡的教科書，86 種芳香精油的分類、比較、功效、作用特點，一一在案，圖文並茂，不僅有西方文獻的描述，還有中草藥古籍的記載；對常見疾病保健的配方也毫無保留，詳盡闡述。用到了中醫的辨證思維，所用配法合情合理。第一次有一本芳療的書從西方傳統的芳療理念中脫穎而出，與中醫緊緊融合在一起，這是一種功德。或許哪一天可以作為芳療領域的專業課本。

　　**葉兵** 深圳中醫院主任中醫師，小兒推拿學科領導人
　　2021 年 10 月 17 日下午於深圳宅中

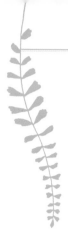

## 推薦序 三

說到芳香，腦海中就會自動浮現出一系列場景，如大自然的花香、廚房中各種調料的香氣、各種水果的香甜，這些香味刺激著我們，產生了美好的回憶和嗅覺的記憶。

芳香療法是與土地連接、與植物交流，重拾身體自然規律的健康生活方式，也是需要用呼吸和身心去感受的一門關於香的藝術。芳香本草既能滿足日常生活、修身養性、醫療等多方面用途，又賦予宗教、文化的含義。

芳香類藥物的應用有著悠久的歷史，在傳統中醫藥文化的發展中佔有重要的地位。據記載，在古代就有焚燒香草來治病的醫療手段。漢代《神農本草經》記載藥物 365 種，其中芳香類藥物有 18 種；唐代藥王孫思邈所著的《備急千金要方》也有很多芳香藥物，並詳細描述了藥物的作用和用藥方法。

現代芳香療法常會用到精油。精油是將芳香植物通過萃取工藝得到的植物芳香精華。它香氣濃郁、每次應用量較少、便於攜帶的優點，被大眾所追捧。精油的價格有高有低，品牌眾多，品種繁多，但對於大眾來說，如何選擇、購買以及正確使用是最大的考驗，本書將會為大家解答關於芳香精油的困惑。

本書從芳香療法的基礎知識開始講起，再對於近百種常用精油的植物的名稱、科屬、習性、生長環境、藥理藥效等均做了詳細準確的描述。其中，芳香類植物對於中醫內科、外科、婦科、兒科等的臨床應用，也有詳細而準確的講解，用中醫思維運用芳香療法，是本書亮點所在。可見作者對歷史、中醫臨床、植物學、藥理學、中藥化學等多學科領域均有很深的造詣。我相信此書會是中醫藥學領域中關於芳香療法的一部承前啟後的大作。

　　承蒙信任，不嫌我愚鈍不才，讓我先睹為快，拜讀書稿過程中，受益匪淺、收穫良多。此佳作滿載著作者的心血，展示了作者的深厚的學識和能力。佳作在即將付梓之際，以饗讀者，相信不管是院校的學生、中醫臨床工作者、芳香療法治療師、中醫及香道愛好者、普通讀者等，都會從本書中汲取養分。

朱鍵勳

國家中醫藥管理局中藥資源管理人才，長春中醫藥大學講師

辛丑年己亥月辛巳日孟冬於長春七星百草園

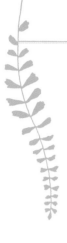

前言

　　中國古代君子有四雅：焚香、點茶、掛畫、插花，被宋人稱爲四藝，是當時文人雅士追求山林情趣的寫照。翻開中國香史，你會發現中國人對於香氣的追求，源遠流長，太多的文物、古跡、詩詞、書畫，記載著中國人對品香的極致追求與巧妙運用。

　　我接觸芳療已十餘載，最早都是以西方的理念來運用芳療，強調分子式的研究與功效論證，到一定階段會發現明顯的瓶頸，西方芳療更像是藥學，相對缺乏像中醫學這樣完整的研究人體生理、病理、藥理及人與天地自然關係的體系。芳療是紮根於自然療法的體系，而對自然觀、天地之道的認知，無疑是中醫學的理解最爲深刻，運用最爲悠久。中醫博大精深，需要花費一生的時間來學習精進，打開這扇門，我欣喜地想和大家分享這種內心收穫與思路的拓寬，也希望借此書拋磚引玉，讓更多芳療界的同仁能夠走進中醫和中國香道的大門。

　　本書主要介紹於植物精油，囊括了從芳療愛好者到專業芳療師常用的 86 款精油，詳細說明每款精油的特性、代表成分、運用歷史、功效等內容。精油功效是結合我多年的實踐運用經驗總結而成，解讀精油功效時，我嘗試使用更多的中醫專業術語，更強調植物本身的四氣五味以及整體觀的運用理念。精油成分是大量考證專業精油供應商

的資料整理而得，力求真實、客觀、可靠。關於草藥植物的介紹，我查閱了很多中藥草本的古籍，精選我認為有價值的記載分享給大家，希望大家能更多地運用中醫思維去理解精油特性。

下集則藉由十個主題，從中醫辨證的角度，對現代人常見的身心問題進行剖析，比如失眠、常見呼吸道問題、脾胃失調、女性健康調養、脊柱問題、過敏體質等，系統展示中醫思維運用精油的理念、方法與形式，並提出芳療配方，幫助身體恢復平衡與健康。同時希望讀者能知其然，並知其所以然，力求將每個問題發生的原因、為何要這樣解決闡述清晰，學會以中醫思維進行體質辨識，從而對配方進行靈活調整，實現個性化配方設計。

如果您是專業芳香療法治療師，可以從本書了解精油的性味功效，獲取中醫思維運用精油的思路。如果您是中醫領域中對芳療感興趣的人，可以透過本書建立對芳療的基礎認知，將芳療這種非常好的自然療法結合運用到診療過程。如果您是芳療愛好者，可以從本書中獲取芳療專業知識，了解身體運行的自然法則，獲得實用的芳療配方。如果您是芳療品牌運營及文案人員，可以從本書獲得大量的資料及文案靈感。

期待這本書能讓大家有所收穫。最後，要感謝我人生中亦師亦友的蔡偉忠博士為此書出版給予的鼎力支持，感謝為本書作序的閻老師、葉老師、朱老師，給我提供了很多寶貴的建議和幫助，感激之情定將銘記在心。中醫芳療，前路漫漫其修遠兮，書中如有疏漏之處，也請大家多多包涵，願與各位交流共進。

# 第一章

# 基礎芳療

中國傳統香學主要分為薰香及療疾兩部分，現代芳香療法仍然以這兩大主題作為延續，一為生活美學，營造香氛空間，帶來愉悅的體驗，產生積極正面的影響；二為芳香療疾，將現代人常見的問題，引經據典，再以通俗化的語言進行系統剖析，力求充分闡釋精油使用的辨證思路。

疾病是複雜的，每個人的情況都不盡相同，明白身體運行的機制才能更好地有的放矢，靈活變通，同時將芳香療法與中醫常見外治法相結合，簡便易行，將失衡的身體狀態重新調回平衡。

本章為在進入現代芳香療法之前，我們需要了解重要的基礎概念。

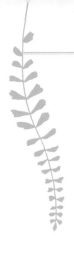

# 什麼是精油

　　精油是透過蒸餾法、壓榨法、超臨界二氧化碳流體萃取法、良性溶性萃取法等方式，將植材中的精華成分釋放、凝聚，得到的高度精純物質。精油凝聚了天地間的能量，通常來講，產量越低、越難獲取的精油，擁有的能量越強。

　　精油代表沒有被稀釋過的 100% 純精油，又稱為單方精油。如果將幾種純精油調配在一起，則稱為複方精油，仍然是 100% 純精油，沒有被稀釋過的。

　　除了特別情況下，精油通常不會直接使用，需要經過植物油、天然膏霜等介質進行稀釋。植物油就是類似荷荷巴油、甜杏仁油、葵花籽油這一類以物理壓榨方式獲取的油脂，其主要作用是滋潤、修復、保護肌膚，可以直接用於皮膚上。精油經過植物油稀釋後，就不能再稱作精油，只能稱為按摩油、滋養油、護理油等。

　　精油的英文是 Essential Oil，傳統溶劑萃取法獲得的植物精華稱為原精，英文是 Absolute，原精在萃取過程中會有化學製劑殘留，會對皮膚和身體造成不良刺激，所以芳香療法不使用原精，大家購買時

要避免選擇。

　　近幾年有良性溶劑萃取的精油，對皮膚和身體沒有刺激和負擔，有的還能通過有機認證，可以用於芳香療法，比如良性溶劑萃取的茉莉精油，但較為少見，不易購買。

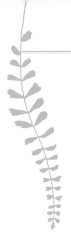

# 精油的萃取方法

　　精油的萃取方法，現在常見的有四種：蒸餾萃取法、壓榨萃取法、超臨界二氧化碳流體萃取法、良性溶劑萃取法。其它方法萃取出來的並不是精油，比如傳統非良性溶劑萃取法獲得的是原精，酊劑法獲得的是酊劑，脂吸法獲得的是香膏香脂，浸泡法獲得的是植物浸泡油。

　　大多數精油都是透過蒸餾法萃取而得。蒸餾萃取法可以細分為蒸汽蒸餾法、水蒸餾法、水蒸氣擴散法、精餾法、分餾法和循環蒸餾法。

　　蒸汽蒸餾法是將植材架於蒸架之上，加熱蒸架下部的水，利用蒸汽通過植材，將植材中的精華物質釋放萃取，隨後蒸汽被收集於管道內進入冷凝區，循環流動的冷水將蒸汽管道降溫，蒸汽遇冷凝結成液體，最後流入容器桶，液體會分為兩層，一層是精油，一層是純露。

　　水蒸餾法與蒸汽蒸餾法不同之處在於，它是將植材浸泡於水中蒸餾，再收集水蒸氣冷凝後，獲得精油和純露。

　　水蒸氣擴散法是通過加壓，使蒸汽從上往下通過植材，萃取出精油。

　　精餾法是指初步蒸餾後，為了去除雜質，以真空或水蒸氣再次蒸

餾，獲得精純度更高的精油。

分餾法是指少數植材需要分段用不同溫度萃取出不同的芳香分子，越大的分子會越晚被萃取出來，混合後就獲得完整的精油成分及療效。例如依蘭第一階段萃取帶花果香的芳香分子，第二階段萃取草木香的芳香分子，混合後稱爲完全依蘭。

循環蒸餾法是指第一次蒸餾後，將獲得的純露再次循環蒸餾，以獲得更高的精油產量以及更完整的精油成分，比如玫瑰就是用這種方法萃取，獲得的玫瑰精油稱爲奧圖（otto）玫瑰。

壓榨萃取法主要針對柑橘果皮類精油，比如甜橙、柑橘等，將果皮上的油囊刺破，擠壓、過濾、分離，得到精油。這種萃取法獲得的

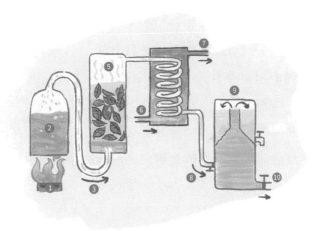

❶ 火　　　　　❺ 萃取出芳香分子的蒸汽　❽ 蒸汽冷卻後凝結的液體
❷ 水　　　　　❻ 冷水　　　　　　　　　❾ 精油
❸ 蒸汽　　　　❼ 熱水　　　　　　　　　❿ 純露
❹ 芳香植材

精油品質不一，取決於萃取目的是以精油爲主還是以果汁爲主，如果目的是萃取果汁，將上層的精油分離，可能含有水分，精油品質相對較差。以精油爲主的萃取工藝，會獲得更精純的精油，品質較高。壓榨法獲得的果皮類精油容易氧化，一般建議放在冰箱保存。

超臨界二氧化碳流體萃取法又稱爲 CO2 萃取法，通過壓力和溫度的變化，從而改變二氧化碳的形態，當壓力增加溫度降低，二氧化碳就變成液態，可以作爲「溶劑」。

將精油裡的芳香分子萃取出來，再釋放壓力升高溫度，二氧化碳又變回氣態，與精油完全分離，由此獲得的精油不會含有二氧化碳的殘留，品質純淨，深受芳療師的喜愛。相較蒸餾法萃取的精油，更接近植物本身的氣味，兩種方法獲得的精油功效也不盡相同。

良性溶劑萃取法是近幾年發展起來的，溶劑殘留值很低，且對人體和環境友好，所以可以放心用於芳香療法。

值得一提的是浸泡法，將植材中的有效成分通過植物油浸泡析出，雖然不是精油的萃取方法，但同樣有很好的治療效果，尤其適合不容易獲得精油的中草藥，中醫芳療常用此法，很多個案的處理都會使用中草藥浸泡油，比如過敏性鼻炎、皮膚炎症、身體調理、肌肉酸痛或扭傷等。

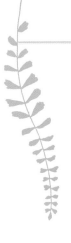

# 如何挑選
# 高品質的精油

　　一個好的配方，需要高品質的精油才能更好地達到芳療效果，如果精油品質不達標，往往難以達到理想的治療效果。如果是摻假或偽劣的精油，甚至會對身體造成傷害，所以如何選購精油是非常重要的。接下來將依照不同經驗、不同專業級別的人群分別介紹，方便大家各取所需。

　　剛接觸芳療的人或是普通消費者，需要留意以下內容。

## 1. 拉丁名（學名）

　　植物的中文俗名或英文俗名，有時候會有很多個，同一個俗名有時候也會指向不同的植物，而拉丁名（就是植物的學名），是植物的唯一標識，也就是說一個拉丁名只對應一個植物，不會對應兩個植物，所以是植物最好的「身份證」，不會混淆。學名由植物屬名＋種名構成，後面可能還會加上化學形態、人工或雜交、變種等資訊，但都不改變其唯一指向性的特徵。

不過，有極少數的植物會有兩個或三個拉丁名，比如真正薰衣草可以是 Lavandula officinalis 或 Lavandula vera，前面的屬名一樣，後面的種名不一樣，意思分別是「藥用的」以及「真正的」，但這兩個拉丁名都屬於真正薰衣草，它的指向仍然具有唯一性，所以只要對應好拉丁名，就可以購買到真正需要的品種。

不同拉丁名的精油，功效會有差別，比如薰衣草家族就有真正薰衣草、醒目薰衣草、穗花薰衣草、頭狀薰衣草等，要確保購買的品種剛好是需要的，這時候就要以拉丁名為辨識要素，拉丁名一般會在精油包裝上以斜體字顯示。

## 2. 產地

不同產地的精油，功效會有所差別，《晏子春秋·雜下之十》有云：「橘生淮南則為橘，生於淮北則為枳，葉徒相似，其實味不同。」意思是橘和枳都各有其用處，沒有誰高誰低，精油也一樣，不同產地的精油，其天然化合物構成及性味不盡相同，必然帶來功效上的差別。

像是廣藿香精油，馬達加斯加產地有更多醇類成分，適合用於保養皮膚。中國產的則有更多的酮類成分，適合用於脾胃保養。再如玫瑰有保加利亞、土耳其、山東平陰、甘肅苦水、雲南等產地，現代芳療界認為保加利亞是最佳產地，這個最佳是指歐洲傳統芳療認為的玫瑰精油的功效，但並非絕對，比如中醫芳療將玫瑰用於疏肝時，是

從另一個角度來看待玫瑰精油，那麼就會有不同的選擇。因此在購買精油的時候，認清產地，較能確保所購買的精油能對應需求的功效。

## 🌿 3. 萃取部位

萃取植物不同的部位，精油的功效也會不同，萃取部位作爲學名的補充資訊，讓我們選購精油時有個參考。例如芹茱籽精油，如果是全株植物萃取的精油會含有呋喃香豆素，會引發光敏反應，白天使用後曬太陽，會讓皮膚變黑。而種子萃取的精油就沒有這個問題，所以一般建議選用種子萃取的精油，購買時要留意。又像是苦橙樹，從葉片、花朵、果實果皮萃取的精油分別爲苦橙葉精油、橙花精油、苦橙果皮精油，拉丁名是一樣的，因爲都來自同一種植物，但功效不同。

再例如玫瑰樟（花梨木）精油，過去是用木心萃取，由於過度砍伐，導致玫瑰樟瀕臨滅絕，所以市面上一度購買不到玫瑰樟精油，近兩年開始用玫瑰樟的枝葉萃取精油，對於護膚來講也是有作用的，因爲醇類成分含量也可以達到 80% 左右。但從中醫芳療的角度，將玫瑰樟用於「補氣」，枝葉精油的效果就相對很弱，這就是植物之「氣」的不同，所以購買時需要留意萃取部位。

## 🍃 4. 萃取方式

不同的萃取方式獲得的精油，功效也會不一樣。有一些精油會同時用不同的萃取方式獲得，比如乳香、沒藥、小豆蔻、歐白芷、芫荽籽、薑、歐洲刺柏、大馬士革玫瑰等精油，有蒸餾萃取法，也有超臨界二氧化碳流體萃取法；再比如萊姆精油，有蒸餾萃取法，也有壓榨萃取法。所獲得的精油，其天然化合物構成及性味不同，功效也會有所差別。

## 🍃 5. 包裝

精油是高精純的物質，需要性質穩定的容器儲存，一般是用避光的深色玻璃瓶，使用完以後要立即蓋緊，以免揮發和氧化，柑橘果皮類容易氧化的精油，建議放在冰箱保存。其它精油則常溫保存即可。

精油不能用塑膠容器儲存，且精油瓶不能倒放，否則塑膠滴管蓋長期浸泡在精油中，會受到腐蝕，也會影響精油品質。

## 🍃 6. 生產日期

不同的精油保存期限各不相同，容易氧化、變質的精油要儘量購買新鮮的，例如果皮類精油。而有一些精油剛好相反，存放的時間越

長，品質和功效越好，通常是樹脂類、木材類的精油，比如檀香、乳香、沒藥、廣藿香等精油，當然，對於陳放精油有一個前提是，最初用來陳放的精油品質要好，否則再「陳」也沒有意義。

其它大多數普通精油的存放時間是 2～5 年，通常廠商都會標示使用期限。不過在使用精油的時候也要隨時留意，如果有明顯的變味，即使沒到使用期效，也不能繼續使用。

## 7. 容量

不同國家生產的精油，慣用的容量單位有所不同，有的用毫升，有的用克，有的用盎司，如果要進行價格對比，需要進行換算，一般來講，美制 1 盎司＝29.57 毫升，英制 1 盎司＝28.41 毫升，而克數與毫升的換算則取決於精油與水的比重，或輕或重，不盡相同。

## 8. 是否為純精油

純精油在包裝上會顯示 Essential Oil，有時候會寫 100% Essential Oil 或是 Pure essential oil，為什麼要特別講這個問題呢？因為很多人買到的都是被稀釋過的按摩油／精華油，一直誤以為是精油。

## 🌿 9. 是否通過有機認證

芳療領域的研究以及成熟芳療師的經驗表明，有機精油的氣味、品質、功效都優於非有機精油，只需要較少分量就能獲得更快、更深入的效果，或者說有更高的能量。有機意味著沒有使用殺蟲劑、除草劑、殺菌劑、農藥、化學肥料等，而且非轉基因，追求更自然、更安全的栽種方式。

值得一提的是，有機認證的標準和體系，各個國家不太一樣，嚴格程度也不同，選擇權威的有機認證機構更有保障。有機都是針對人工種植而言，比有機認證更有價值的是野生，植物在沒有人工干預的情況下「野蠻」生長，需要有更強的汲取養分以及抗擊不利或惡劣環境的能力，所以野生植物的精油往往功效更強，能量更高，當然也更少見，價格也更高。

## 🌿 10. 品牌效應

即便兼顧了以上所有因素，在同一要求和選擇標準之下，不同的品牌，品質也會有所差別，這當中有更多無法從包裝上閱讀到的資訊，比如收割植物的方式、採摘花朵的時間、萃取儀器的工藝水準、精油的存儲和運輸管理方式、以萃取精油為主還是以收集純露為主……等等都會影響精油的品質。

優秀的專業芳療品牌，歷經淬煉，會非常重視品牌的價值，生產管理體系也相對完善，對一般消費者來說是比較省心的選擇。

　　以上十個因素，如果都能兼顧到，就可以挑選到品質相對可靠的精油，這對一般消費者或是芳療愛好者來說就夠了，但如果是專業芳療師，會有更高的標準，需要考量其它因素。通常是一些更加細節的內容。

　　比如萃取精油的容器材質，舉個例子來說，廣藿香精油是用鐵製容器萃取或用不鏽鋼容器萃取，成分是不一樣的，如果用來調配香水，一般會選擇不鏽鋼容器萃取的，它可以防止香水變色。如果用來做芳療配方，那會選擇鐵製容器萃取的，因為含有更多芳療所需的有效成分。

　　專業芳療師會關注更多「自然」屬性的因素，比如採收的季節、採收的時間、採收的方式是機器收割還是手工採收，種植的土壤狀況，比如含鈣高的土壤更適合甘菊類的植物生長，還要關注不同年份的氣候因素，以及農戶的種植管理方式等，當然，專業芳療師也會憑經驗，在使用精油後判斷廠家資料的真實性。

　　專業芳療師還會關注質譜圖、氣相色譜質譜、高效液相色譜等，一些專業的精油網站會有分析證書（Certificate of Analysis），簡稱COA；或是 GS ／ MSReport，也就是精油的成分分析報告，因為精油是天然產物，不同批次的精油成分會有所差別，專業芳療師可以藉由這些報告，了解精油主要的有效成分是否達到預定目標，以確保芳療

功效。

　　以上所說的內容，都是相對客觀、可資料化的內容，對於資深芳療師來說，因爲有著豐富的用香經驗，所以可以利用主觀感受來辨別、挑選高品質精油。主觀挑選，對人的要求很高，但卻可以透過感官去獲取那些看不到的資訊，主觀是兼容並蓄的，如果你的感官足夠靈敏，經驗足夠豐富，就可以拋開以上所說的因素，直接獲取答案。

　　最常見的主觀因素是運用嗅覺來挑選精油。精油的包裝標示、資料都是人爲的，其眞實性是可以修改的，但是嗅覺永遠不會欺騙我們，所以芳療師從一開始建立自己的氣味記憶庫時，就要使用高品質的精油，當記憶的輸入達到一定量的時候，就會變成你的主觀標準，一旦你聞到不對或不好的精油時，你的嗅覺馬上會爲你發出警報，這也是專業芳療師訓練靈敏嗅覺的意義。

　　更高層次的挑選精油，就是感受植物／精油之「氣」，「氣」是無形不可見的，只能通過感官去體驗。中醫在艾灸時，施灸者或被灸者都有可能產生「得氣」的感覺，艾灸裡有一種灸法稱爲「無爲灸」，它沒有一套既定可行的辨證方式來選擇灸點，而是施灸者手持艾條，在被灸者身上緩慢移動遊走，尋找合適的灸點，當找到正確的治療點時，會有一種磁鐵般的吸引力，便停留於此施灸，當「灸透」的時候，吸力會消失，再繼續移至下一個施灸點。這必須要施灸者身體通透靈敏、平心靜氣、專注感受，這是一種「得氣」。

　　而被灸者也會「得氣」，比如感受到被灸部位酸、麻、脹、痛，或是感覺循經行走的「氣感」，每個人得氣的感受並不完全一樣，有

的人會感覺發熱、蟻行、風吹、水流感，或是像向內打氣及壓重感。

在使用印度老檀香精油的時候，如果氣血充足、運行通暢、感覺敏銳、心神專注的人，可能也會感受到這種得氣感，將精油抹在後腰，以此為原點到背部、腹部、雙臂或雙腿，可能會有一種類似艾灸的得氣感從身體流過，樹齡越長的精油，氣感越強。

除此之外，還可以用盲聞、久陳（將精油滴在聞香紙上，從第一天至第七天每日嗅聞精油）來感受其留香時長以及香調的變化。老檀香精油非常罕見，摻假現象也很嚴重，而身體的感受是最真實的，所以，對於資深芳療師而言，要善於運用身體去感受和挑選精油。

又如挑選乳香精油，好的乳香精油，可以讓呼吸變慢、變勻、變長，肺是唯一一個同時擁有自主及不自主運動的臟腑，可以溝通內外，平衡身心，通過呼吸的改變，可以調氣、調神，好的乳香精油會帶來心神方面不同的感受，而品質差的乳香精油，則沒有這樣的效果。

對於精油的挑選，不同的人群可以從以上三個層次來選擇適合自己的方式。一般來講，產量越大、價格越低的精油，摻雜或作假的必要性越低，相對容易選擇。對於珍稀精油，則需要花費更多的精力、時間去仔細甄別。普通愛好者需要考量的主要是前面提到的十個因素，專業芳療師因為運用的品種更多，對功效的要求更準確和全面，所以需要考量更多因素。

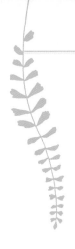

# 如何搭配
# 居家精油包

　　很多人最初開始購買精油時，不知道應該選擇哪些精油，有的精油買了很久也用不上幾次，造成不必要的浪費。此外，專業芳療師也常常需要為顧客做精油配套，那麼該如何組合呢？

　　如果從薰香的角度，可以考慮不同香型的搭配，以下是具有代表性的香氣類別，排在首位的精油也是首選推薦的。

・花香：玫瑰天竺葵、真正薰衣草、羅馬洋甘菊精油。

・果香：甜橙、檸檬、佛手柑精油。

・木香：玫瑰樟、日本扁柏、北非雪松精油。

・葉片香：芳樟、五脈白千層、澳洲尤加利精油。

・藥草香：馬鞭草酮迷迭香、辣薄荷、羅勒精油。

・樹脂香：乳香、沒藥精油。

・針葉香：香脂冷杉、歐洲銀冷杉、黑雲杉精油。

・果實香：芫荽籽、黑胡椒、小豆蔻精油。

・根莖香：岩蘭草、薑精油。

・珍稀香：橙花、玫瑰、茉莉、檀香精油。

最初開始接觸芳療，最推薦的是玫瑰天竺葵、甜橙、玫瑰樟、芳樟精油，代表花、果、木、葉四大主香調，如果進一步想要各種香型都有，可加上馬鞭草酮迷迭香、乳香、香脂冷杉、芫荽籽、岩蘭草、橙花精油，這便組成精油包 1.0 版，這些精油不僅氣味都比較好聞、能被大多數人接受，且相互之間容易相容，不會出現氣味難以調和的情況，而且所代表的功效也比較全面，可以用於處理生活中的常見問題，利用率高。

如果除了薰香，還想組方用於更多的身體調理，那麼以上所列十種香型的所有精油都是常用的，它們構成精油包 2.0 版，當然，像玫瑰、茉莉、檀香這類昂貴精油，可以先不買或是購買小容量。

除此之外，如果想要進一步廣泛運用精油，可以在精油包中加入茶樹、絲柏、永久花、德國洋甘菊、穗花薰衣草、羅文莎葉、廣藿香、沉香醇百里香、松紅梅、快樂鼠尾草、丁香、歐白芷、羅勒、野胡蘿蔔籽、苦橙葉、錫蘭肉桂葉、錫蘭肉桂皮、玫瑰草、檸檬草、依蘭、留蘭香、葡萄柚、馬鬱蘭、歐洲刺柏、檸檬尤加利、山雞椒、巨冷杉、澳洲尤加利、白千層、香桃木、歐洲赤松、沉香、月桂精油。構成精油包 3.0 版，就是一個足以應付生活中出現各類狀況的精油包。

如果是專業芳療師，就需要備上更多品種，以處理不同的個案，包括常見草藥／中藥萃取的精油。

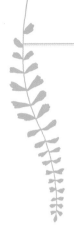

# 如何搭配
# 旅行精油包

如果想在出差或是旅行途中，隨時隨地擁有喜歡的香氛空間，那首先要帶上的就是你最喜歡的精油氣味。每個人對氣味的喜好是不同的，你喜歡的香味會帶給你舒適與愉悅，讓你在異地也能感受像家一般的放鬆與溫馨。

其次我們要考慮在異地容易發生哪些突發狀況，以此來搭配我們的旅行精油包。出門在外，最常使用精油的場景有：睡眠障礙；水土不服導致的腹瀉；貪戀美食導致的腹脹、便秘、積食；勞累導致免疫力下降，著涼、悶熱引發的外感；外出旅行活動量過大造成的肌肉酸痛；突發的外傷，比如摔傷導致的破皮、出血，扭傷；最後還有環境的能量淨化。

基於這些需求，同時考慮出門在外不方便，要避免行李過重，所以要儘量選擇功效多樣化的精油。我們可以這樣配置旅行精油包：

1. 芳樟
2. 薑
3. 真正薰衣草

4.  永久花

5.  黑胡椒

6.  乳香

7.  馬鞭草酮迷迭香

8.  羅勒

9.  廣藿香

10. 錫蘭肉桂葉

11. 辣薄荷精油

以上這些精油可以單用，也可以組方，應對旅行過程中發生的各
種突發狀況。接下來的植物精油介紹會說明這些精油的功效，可以根
據個人體質，在基礎旅行包中進行增減。

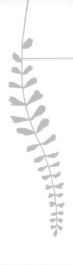

# 什麼是純露

　　純露是在蒸餾精油的過程中產生的。蒸汽通過植材，萃取出精華，進入冷凝區凝結成液體，便形成了純露和精油。純露會含有微量的精油，更多的精油無法溶於水，就會凝結起來，大多浮在純露的表面，將它們分離，就得到了精油和純露。

　　純露和精油有相似的氣味和功效，但又不完全一樣，精油完全是植物的油融性精華，純露主要是植物的水融性精華，以及微量的油融性精華。

　　純露品質的好壞和精油的辨別方法類似，也取決於前面所提到的因素，值得一提的是，純露品質會受到工藝技術的影響，比方說是以萃取精油為主還是以萃取純露為主。如果以精油為主，會將純露循環蒸餾，以獲得更高的精油產量。如果以純露為主，則以萃取最佳品質的純露為工藝標準，並不考慮精油產量，因此獲得的純露品質更好。

　　萃取純露的水也非常重要，有活泉水、地下水、高山淨水、自來水。水的鹼性大不大、是否為軟水、是否含重金屬等因素，都會影響

純露的品質。純露以水為最大的基礎介質，如果水不好，純露的品質也不會好，這就和泡茶是一樣的道理，我們都知道，「水為茶之母」，古人泡茶是非常講究的，什麼茶用什麼水，甚至什麼節氣的水，比如雪水、露水，甚至某種花朵上的露水。因為水也是有「氣」的，比如東阿阿膠為什麼要用那口古井裡的水？就是因為「氣」不同。純露也是一樣的，水的品質很大程度決定了純露的品質，好的水所萃取的純露，用來護膚能讓肌膚更滋潤、更柔軟、更細滑，用來口服也會更順口，身體更容易吸收利用。

純露在近十幾年越來越被重視，因為它比較溫和，雖然效果沒有精油那麼強，但在口服方面，只要品質過關，比口服精油更安全，更便於操作。同時，純露和精油也可以結合起來運用，為芳香療法提供更多元的利用方式。

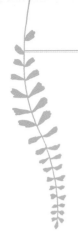

# 如何使用
# 精油／純露／植物油

　　精油的使用方法非常多，在什麼情況下運用什麼方法，其實是很講究的，會直接影響到芳療效果。例如處理肺系統問題，可以用精油薰香和塗抹精油按摩膏；處理脾胃問題，首選是塗抹按摩，薰香的效果就弱很多；處理失眠，可以泡浴、薰香、塗抹結合，依照失眠的嚴重程度不同，可以選擇一種方式，或搭配多種方式。接下來將介紹不同的精油使用方法及各自的特點。

## 1. 水氧機

　　水氧機的原理是透過超聲波震盪的方式將精油擴散至空氣中，和空氣加濕器的工作原理類似，需要加水作為介質，差別在於專業的精油水氧機用水量很小，微波震盪的頻率很高，可以產生非常細、輕的水霧，讓精油更好擴散，並且盛裝水和精油的容器也是特殊材質，不是加濕器使用的普通塑膠，因為精油會腐蝕塑膠。有一些水氧機還有其它功能，比如持續噴霧、間斷噴霧、負離子、夜燈等。

選購水氧機的重點就是了解超聲波震盪的技術指標，一般來講每秒 250 萬次以上就可以獲得非常好的霧化效果，水汽越細越輕，越能充盈整個空間，如果霧化程度不好，水汽又大又重就會很快落下來，不能很好地擴散，甚至會在桌面或地面形成一圈水汽。

水氧機還有一個好處，不僅可以薰香精油，還可以直接薰香純露。當然，你也可以在純露裡加入精油，用純露和精油複配薰香。

## 2. 電熱擴香器、陶瓷薰香爐

這兩種擴香器都是藉由加熱精油的方式擴香。電熱擴香器是插電加熱，陶瓷薰香爐是燃燒蠟燭加熱，透過加熱使精油揮發於空氣中，適合對熱不敏感的精油，如果是柑橘果皮類的精油就不建議使用這類擴香器。這兩種擴香器相對於水氧機來說，擴散精油的效能比較弱。

薰香爐的好處是可以一物多用，下面用蠟燭加熱，上面可以放精油，也可以放香丸、樹脂、香木、香粉。薰香爐的材質有陶瓷和金屬，缺點是香氣散發較慢，不適合大空間。此外，薰香爐有明火，要格外留意使用安全，尤其不適合兒童房使用。

## 3. 伯努利擴香儀

此擴香儀是利用伯努利定律（Bernoulli fluid mechanics），透過流速與壓強的調整，輔以物理震盪，將精油分子擴散，優點是擴香效果

好，範圍廣、速度快，缺點是精油消耗量大，適合空間較大、人群密集、流動性強的場所，比如醫院。

## 🌿 4. 擴香石、擴香木、擴香水晶、擴香藤條

這類擴香物不需要電、火，原理是先吸附精油，然後緩慢釋放。

擴香石通常由特製的細幼石膏粉加水，倒入模具中凝固而成，還可以加入色素或乾燥花，製作成各種漂亮的造型，通常受到女性和兒童的青睞。

擴香木也會做成一些簡約的造型，有著天然的木頭質感，沒有過多的裝飾，受到喜歡自然風物的人群偏愛。

擴香水晶是一些質地偏稀鬆、有透氣孔的晶石，可以吸收精油，近兩年比較流行。不同的水晶，被賦予不同的含義，適合作為禮品，天然晶石還會有能量釋放，也具有家居美感。

以上三種擴香物都是使用純精油來擴香。對於精油香水，則可以選擇藤條，吸收香水，再釋放於空氣中。

這一類擴香物的優點是兼具裝飾美感，令人賞心悅目，但缺點是擴香能力較弱，只能依靠精油自身的揮發性緩慢釋放，不適合大空間，適合在車內、書櫃、床頭等小範圍使用。

## 5. 擴香首飾

近年來，芳香療法被越來越多的人熟知，這類擴香首飾也越來越精美，多用金屬搭配水晶裝飾，製成手鏈或項鍊，深受喜愛。首飾上會有非常迷你的精油瓶，可以在裡面滴幾滴精油，配戴在身上，隨時享受香氛，也可以配伍自己喜歡的複方精油，營造獨特的個性香氛。

有些木製的手鏈和項鍊，也可以吸收精油，和擴香木的原理是一樣的，將精油滴在上面，緩慢釋放，如果使用萃取於木心的精油，還可以養護木珠。

## 6. 香薰蠟燭

一頓浪漫晚餐或是夜晚的香薰泡浴，都少不了蠟燭的陪伴，對氛圍的烘托必不可少。精油香薰蠟燭透過燃燒蠟的熱能，擴散精油。其實精油製作的香薰蠟燭，成本是很高的，因爲精油的用量要非常大，才能有香味擴散出來。也因爲是採加熱的方式，所以不太適合對熱敏感的精油。當然也可以借鑑古人浸泡香材的方式，先取得芳香浸泡油，再製成蠟燭。

市面上有很多的香薰蠟燭並不是以精油製作，而是香精製作，香味非常濃烈，這種化學香並沒有精油的療癒能量，也不如精油親近嗅覺。

運用天然的植物油、大豆蠟、蜂蠟等原料，可以製作成香薰按摩蠟，它不像普通蠟燭需要較高溫度才能融化，這類原料可以製成低溫蠟，在蠟燭燃燒時，蠟體會從固態變成液態，溫熱的蠟油和體溫相近，很適合用來按摩身體，一方面具有美妙的香氛，另一方面可以滋潤肌膚。不同的精油配方，可以達到不同的療癒效果，比如放鬆肌肉、舒緩精神、增進情趣等。這樣的香薰按摩蠟，精油濃度不用太高，因為它不是透過燃燒擴香，而是透過塗抹擴香，效能會高很多。

除此之外，還有香薰蠟牌，蠟牌是用油和蠟加熱後，放入精油，再倒入模具製成，也像擴香石一樣，可以有豐富的造型，因為製作時就已經加入精油，所以會緩慢釋放香味。蠟牌不點火加熱，更像是擴香石的使用方法，同樣適合小空間，但不適合夏季的車內薰香，因為蠟牌可能會因為車內溫度過高而融化。

## 🌿 7. 精油香水

香水可以說是許多人的必備品，用精油可以調配出具有個人特質的氣味，彰顯個人魅力。精油香水的基底是酒精，具有揮發性，非常適合擴香，但不是具有刺激氣味的醫用酒精，而是醇化過的特製酒精，比如安息香醇化酒精，這類醇化酒精有淡淡的香味和高揮發性，可以溶解精油，所以很適合用來調配香水。

將精油調配在醇化酒精裡，它不受芳療配方的限制，濃度可以視個人對香味的需求調整，所使用的精油品種可以是一種、十幾種，甚

至幾十種，也會用到一些芳療配方中較少用到的精油，比如琥珀、黃葵籽精油，這類精油是專門用來調配香水的，療癒力比較有限，但因為氣味特別，非常適合調香使用。

除了精油香水，如果想營造個人香味，也可以直接將喜歡的單方精油或複方精油，滴在衣服上。建議滴在不起眼之處，最好是深色衣物或貼身衣物，避免一些深色精油留下油漬，精油會自然揮發，就像古人身掛香囊一樣，香氣隨身而動，步步生香。

## 🌿 8. 香膏

香膏是沿襲古人的用法，可以用浸泡香油，或是普通的植物油，添加 10%～30% 的精油，加入蜂蠟加熱冷卻後形成膏狀質地，攜帶方便。香水是以酒精為基底，所以不能直接噴灑在皮膚上，但香膏是天然的原料，使用時可以抹在手腕或耳後，若隱若現的香味，淡淡的宛若體香，很是迷人。

## 🌿 9. 手帕

如果身邊沒有擴香儀器，可以借助任何一個載體，像是手帕、衣服、枕頭、紙巾等，將精油滴在這些載體上，就可以營造香氣氛圍，適合近距離的聞香。例如在人流密集的地鐵站或是電梯裡，有人感冒打噴嚏，可以迅速將精油滴在手帕或紙巾上，輕捂口鼻緩慢呼吸，對

呼吸道是一個很好的淨化，有很多精油適合防止病菌傳染，一方面對一些病毒、細菌有殺滅作用，另一方面可以激發人體自身的免疫力。

在近距離吸香的時候，要注意精油濃度不能太高，一般建議 1～2 滴精油卽可，如果抹在某個載體上，最好先將精油少量分散拭在在載體上，不要讓精油集中在一個點，以免濃度過高導致鼻腔不適，同時，純精油要避免接觸眼睛，因為近距離吸香，如果濃度沒有把握好，精油的揮發對眼睛黏膜也會略有刺激，尤其是小朋友要留意這一點。

## 🌿 10. 植物油／無香基底霜

精油透過皮膚吸收，進入人體循環系統，是精油最廣泛的外用方法。一般我們會先以植物油或無香基底乳霜進行稀釋後再使用。

從護膚的角度來講，乳霜是很好的選擇。基底乳霜是水和油的乳化物，而芳療用的乳霜成分很簡單，一般會使用純露替代水相，用天然植物油作為油相，使用植物提取的乳化劑將水和油乳化，就形成了乳霜，清爽型的稱為乳，滋潤型的稱為霜，兩者只是質地上的不同，取決於水油比例以及乳化程度的不同。

乳霜可以讓肌膚油水平衡，水相幫助皮膚立卽補充水分，油相使滋潤的效能更持久，補水和保濕的概念是不同的，水和油分別完成這兩個功效，兩者缺一不可。

在乳霜裡加入精油，就可以調配成護膚品，也可以調配成具有

療癒效果的膏霜。值得一提的是，一般不建議使用市售乳霜來調配精油，因為市售乳霜中含有香精、防腐劑等成分，而精油的分子很小，具有高滲透性，會成為一個載體，將這些皮膚不需要的成分帶入肌底層，所以只能用天然的基底乳霜來調配精油，這樣既可以讓營養成分進入肌底層，又不會對肌膚產生負面影響。

　　除了乳霜，也可以用天然植物油稀釋精油，在保養程序中歸類為養膚步驟，適合對滋養度需求更高的熟齡肌膚。有一些身體調理油，例如處理肌肉酸痛、女性胸部及子宮保養、脾胃調理等，也可以用植物油和精油來調配。植物油稀釋精油，是古法芳療最天然、最原始的運用方式，調配方便快捷，直接將精油滴在植物油中即可，油可以較長時間保持潤滑，也適合用於按摩。

　　常用的植物油有甜杏仁油、荷荷巴油、橄欖油、椰子油、牛油果油、葵花籽油、杏桃仁油、摩洛哥堅果油（阿甘油）、紅花籽油、榛果油、玉米胚芽油、亞麻籽油、菜籽油、月見草油、芝麻油、葡萄籽油、核桃油、小麥胚芽油等；稀有的植物油有石榴籽油、玫瑰籽油、仙人掌籽油、沙棘籽油等，這些油都可以作為稀釋精油的基礎油，基礎油通常是透過物理低溫壓榨法取得，芳香療法不建議採用高溫萃取的植物油，因為高溫會破壞油脂中的營養成分。和精油一樣，通過有機認證的植物油，品質更高。

　　這些植物油各有各的功效和妙用，可以和精油一同發揮療癒作用，有的非常突出，尤其對於肌膚年輕化以及問題肌膚的護理，即使不搭配精油，僅僅使用植物油，也能展現驚人的效果。

不同的植物油，質地各不相同，有的清稀好吸收，配方中可以100% 使用，有的質地濃稠不易吸收，需要配合較清稀的植物油一同使用，皮膚越乾越適合質地厚重的植物油，有更高的營養與更好的滋潤效果。

若你是剛接觸芳療的人，最推薦的基礎油是甜杏仁油，它兼具幾方面的優勢：質地適中，親膚容易吸收；性質穩定不易氧化，方便保存；沒有特別的氣味，適合調香；價格適中，容易購買；非常溫和，即使小朋友也可以安心使用。

將精油調配在植物油或是無香基底乳霜裡，就可以直接塗抹在皮膚上滋潤肌膚或是作為按摩介質。無香基底乳霜因為有水相，保存期會更短，植物油相對可以存放更長時間。

## 🌿 11. 蘆薈膠

用天然的蘆薈，去皮萃汁後可以製成蘆薈膠，不額外添加水分。蘆薈本身就有非常好的皮膚療癒功效：調節皮脂分泌，可以平衡油水；強而有力的保濕效果，對乾燥敏感肌膚有修復作用；抑制黑色素生成，美白肌膚；舒敏抗炎、鎮痛清熱的作用，適合處理各種皮膚不適（非開放性傷口）；抑制細菌繁殖，對痘痘肌有很好的調理修復作用；促進新陳代謝，修復受損，幫助肌膚新生。

將精油調入蘆薈膠中，蘆薈膠可以在肌膚上成膜，提升吸收，肌膚的每次「呼吸」都在吸收精油和蘆薈的精華，大大地提升精油的使

用效能。

　　除了肌膚保養以外，一些皮膚問題也可以使用蘆薈膠作爲介質，比如曬後敏感、皮膚止癢、燒燙傷等；扭傷需要冰敷時，可以使用冷藏後的蘆薈膠調入精油；做完一些醫美項目以後皮膚可能會泛紅、敏感、乾燥，也可以使用蘆薈膠鎮定安撫肌膚，要留意的是，此時因爲皮膚受損，所以精油濃度要低一些。

　　除了蘆薈膠，其它一些天然凝膠也可以作爲基底，加入精油，製成乾洗手凝膠、冷敷凝膠等。

## 12. 泡浴／泡腳／盆浴

　　這三種方式也是精油的常用方法，我們知道，精油不溶於水，所以需要介質來完成水油相融，一般我們會選用全脂牛奶、葡萄釀造的紅酒、糧食釀造的白酒、浴鹽、精油乳化劑等，按照不同的需求來選擇介質。

　　先將精油滴在介質中，再倒入浴缸或泡腳桶，如果是泡浴一般使用 10 ～ 20 滴精油，如果是泡腳一般使用 6 ～ 12 滴精油。也可以將精油稀釋在植物油中，塗抹全身，再進行泡浴，水壓會更有利於精油的滲透和吸收，但這種方式非常容易滑倒，需要謹慎。

　　如果是春夏季泡腳或泡浴，水溫不宜過高，泡到微微發汗卽可；如果是秋冬季，水溫可以略高過身體，泡到身體溫熱便可，不需要泡到發汗。

泡浴因爲有水對全身產生壓力，所以不適合有心臟問題或高血壓的人，即使是正常人，泡浴時間也不宜過長，一般建議 10～20 分鐘即可。

泡浴是非常好的放鬆身心、促進睡眠的方式；泡腳是非常好的養生保健方式；結合精油，可以達到事半功倍的效果。

盆浴則通常適合處理私密處的感染不適或是痔瘡，但須留意，因爲牛奶有利於病菌滋生，高濃度酒精可能會對嬌嫩部位產生刺激，所以盆浴的時候不建議使用牛奶和高濃度酒精作爲介質，可以使用精油乳化劑。

## 🌿 13. 栓劑

如果精油需要作用於陰道或直腸，那麼栓劑是相對適合的方式，栓劑是用基礎油、蠟、脂、精油，經過精密的比例調整，加熱後注入模具，冷卻後便形成栓劑，使用時直接將栓劑推入陰道或直腸，栓劑會隨著體溫而融化，釋放精油，從而達到治療效果。

同理，也可以用注射器，將融入精油的植物油推入陰道或直腸。另外，女性也可以用 OB 浸泡加入精油的植物油，再推入陰道。陰道和直腸都屬於黏膜吸收精油，比皮膚吸收精油更高效快速，但是黏膜比皮膚更脆弱敏感，因此精油濃度不可過高，尤其是女性私處，要避免灼傷。使用前應詢問專業芳療師的建議評估。

## 🌿 14. 噴霧

　　噴霧和香水的原理類似，可以利用酒精爲基底，加入精油即可。噴霧所使用的酒精，並不一定要醇化酒精，普通醫用酒精即可，比如腳氣，噴足或噴鞋都適合。腳氣需要乾燥的環境，才不會使細菌繁殖，酒精可以令足部乾爽，同時精油可以抑菌。再比如出差或旅行在外，用酒精調配精油，可以消毒酒店用品，還能留下精油的香味。

　　有些人會用精油和酒精製作防蚊噴霧，其實是不恰當的。我們需要了解避蚊的效用原理，即使是化學防蚊液，能產生效果的範圍也是有限的，例如抹在頸部，未必能對手臂產生防蚊效果，所以才需要將裸露在外的皮膚都噴灑防蚊液，那麼如果使用酒精直接接觸皮膚，會造成一定的刺激，引發皮膚乾燥，所以建議使用純露作爲基底，這樣就可以直接接觸皮膚了，但精油不能溶於純露，所以需要精油乳化劑作爲介質。不過噴霧的氣味消失得比較快，所以防蚊最好的方式是做成防蚊乳液，一方面可以大面積塗抹，滋潤皮膚的同時有效防蚊，另一方面，乳液的留香時間更長，可以讓防蚊的效果更持久。

## 🌿 15. 蒸汽吸入

　　蒸汽吸入是將精油滴入熱水中，利用熱水蒸騰之氣，將精油擴散，用於嗅吸。此方法可以比較好的擴散精油，缺點在於熱水容易燙

傷，使用時要格外小心。

 ## 16. 冷熱貼敷布／熱敷包

在需要冷敷或熱敷時，貼敷布是個很好的選擇，敷布也可以用一般的毛巾或紗巾取代，將敷布浸泡在純露或稀釋過精油的水中，可以是熱水也可以是冰水，視當下的需求是需要熱敷還是冷敷來決定。

除了敷布，還可以製作敷包。敷包的填充物有很多，比如菊花清肝明目，可以做成眼敷包，赤小豆可以祛濕，綠豆可以清涼解毒，艾絨可以溫陽，乾燥的薰衣草可以助眠等。將這些材料裝入布袋中就製成了敷包，需要使用熱敷包的時候，可以先用微波爐加熱，再滴上精油，敷在身體上，如肩頸、腰部、小腹等處，熱敷可以促進局部氣血流動，與精油一同發揮多種功效。需要使用冷敷包的時候，可以放入冰箱，冷敷適合處理身體局部的紅腫熱痛問題。

## 17. 純精油塗抹

純精油未經稀釋直接塗抹於皮膚上，一般是處理急症或是小範圍問題，比如刀傷要止血，一定是用純精油；不太密集的大顆痘痘，也可以使用純精油點塗。其它如頭疼塗抹太陽穴、局部殺菌處理、快速補充身體能量，也可以使用純精油。

純精油的使用原則就是短時間、小範圍。從精油的選擇上來講，

越是溫和的精油當然越安全，刺激性強或是有輕微毒性的精油則要謹慎使用純精油。

不過整體來講，同樣是純精油，外用仍然比口服安全得多。外用時如果產生皮膚敏感，可以馬上處理，不會造成過量的吸收從而影響身體健康，但口服如果發生不適，並不能快速從消化道清除，所以風險更大。

## 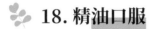 18. 精油口服

精油口服是非常嚴謹的使用方法，國外口服精油一般是指成品的精油膠囊、錠片等，這類含有精油的膠囊或錠片大多屬於藥品，有嚴格的監管體系，在外包裝上會註明含有什麼精油，濃度是多少，進行廣泛的臨床安全性驗證，並且使用時有專業的藥師或芳療師指導，口服的安全係數相對較高。

如果自己 DIY 口服精油，一般會選擇植物油、蜂蜜或精油乳化劑作為介質融合精油，這類介質的量通常不會太大，不然口服也難以接受。但是要注意，介質的量小，就意味著 DIY 的時候，多滴一滴精油，對整體濃度的改變就會影響很大，不小心就會超過安全劑量，而且口服對精油品質要求非常高，如果出現身體不適也不容易居家快速處理，所以，不建議普通消費者隨意口服精油，必須有專業芳療師的指導。

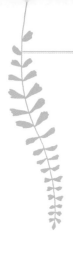

# 精油使用濃度

　　如果是空間擴香，要考量精油的品種，精油依照揮發程度分為高、中、低音油。高音油分子小、容易擴散，香味來得快、去得也快；低音油分子大，不易擴散，香味緩慢釋放，留香持久；中音油則介於兩者之間。

　　高音油如甜橙精油這一類，在擴香時用量可以多一點，低音油如檀香精油這一類，用量則相對少一點。同時我們也要考慮空間的大小，空間越大，使用量越大。薰香時不要完全密閉空間，除非是開啟空調或送風系統的房間，否則門或窗要留一條小縫，保持空氣輕微流通。

　　空間薰香的濃度，最終的決定因素是嗅覺，沒有定式，每個人嗅覺的靈敏度不同，一個合適的精油薰香濃度，就是你能聞到精油的氣味，並且感到舒適，如果覺得淡了就多用，濃了就少用，靈活變通。如果用於治療，在嗅覺舒適的情況下，越高濃度，效果越好。

　　皮膚吸收精油的濃度取決於你想要的功效，普通護膚濃度較低，身體調理濃度較高。計算的方式是 1 毫升＝20 滴，如果 10 毫升的基

礎油，需要 5% 的濃度，則是 10 毫升 ×5% ×20 滴＝10 滴，即在 10 毫升基礎油裡滴 10 滴精油，就是 5% 的濃度。

| 植物油使用量 | 精油濃度 | 精油滴數 |
|---|---|---|
| 10 毫升 | 1% | 2 滴 |
| 10 毫升 | 5% | 10 滴 |
| 10 毫升 | 10% | 20 滴 |
| 10 毫升 | 20% | 40 滴 |
| 10 毫升 | 50% | 100 滴 |
| 20 毫升 | 1% | 4 滴 |
| 20 毫升 | 5% | 20 滴 |
| 20 毫升 | 10% | 40 滴 |
| 20 毫升 | 20% | 80 滴 |
| 20 毫升 | 50% | 200 滴 |

　　黏膜吸收精油的計算方式也一樣，我們前面提到的使用方法中，透過口服、鼻腔、陰道或直腸吸收精油，都屬於黏膜吸收，一般來講，黏膜較皮膚有更豐富的毛細血管，對精油吸收更快速，利用率更高，所以精油的使用濃度要比皮膚更低。

　　能量越強的精油，使用的濃度就要越低。比如薰衣草精油的產量相對較大，所以使用時濃度高一些也沒關係，但是沉香需要經過很多年才能結香，這個過程植物聚集的能量是非常強的，再經過萃取將

精華濃縮後，能量就更強了，比起傳統燃點沉香木片，或是用沉香粉做成蜜丸焚之，精油顯然具有更強的能量，所以在使用的時候濃度要低。

　　不同人群使用精油的濃度也會有所差別。老年人、兒童、虛弱的人都需要降低使用濃度。體質不同的人，對精油的效能回饋也不同，例如敏感的人，只需要少量就會有反應。我曾遇到個案，她使用檀香面霜也會感覺到睡眠品質明顯提升，面霜是護膚品，相對於治療性的方案來講，精油濃度是偏低的，但敏感的人透過嗅吸面霜的氣味，就能起到安神的效果，對於不敏感的人來講，就僅僅只是護膚的效果。所以，越是敏感的人精油使用濃度越低。另外，敏感肌人群，當然濃度要更低，以免造成皮膚過敏。

　　處理不同的身體問題，精油濃度也要靈活變通。比如檀香精油，一般的印度檀香精油，需要 30 年以上樹齡才能萃取，越長的樹齡擁有的能量也越強，如果將檀香用於睡眠，你需要低濃度使用，可以讓呼吸變慢變勻變長，穩定雜亂的心緒，幫助入睡以及增加深睡；但如果你需要用檀香精油來補氣，那麼就需要提升使用濃度，這是強調補強，所以低濃度往往效果就沒那麼好。再比如用薄荷精油辛涼解表，低濃度有助降低體溫，但一旦超越身體承受濃度，則會激發身體的自我保護，反而會讓體溫上升，所以小朋友退燒，就要講究濃度。拋開使用量談功效和不良反應，都是沒有意義的。

　　不同的芳療方案，所使用的精油濃度也有區別，我們繼續以檀香精油為例。如果用於長期的身體調理，這是一個穩定、堅持的芳療

方案，我們要給身體一些時間慢慢調理、轉變，這時候應該低濃度。如果需要立即、強效的「補氣」效果，比如身體特別疲累又有不可避免的工作或學習任務時，則需要高濃度使用，才能快速注入能量，當然，所有短平快的方式都只能偶爾爲之。常態很重要，如果想要一個健康的身體，就要在平時的點點滴滴累積，長期高濃度地使用精油，絕對是不建議的。

最後，還要考慮時空的因素。春夏秋冬，不同的季節，一方面皮膚和身體的敏感度會不同，另一方面也要遵循四季調養之道——「春生、夏長、秋收、冬藏」。比如處理感冒，同樣是解表，如果是在冬天，是不是要考慮「散」的力量相對低一點？比如補充陽氣，夏天陽光充沛，我們可以多曬太陽來補充陽能，這時候陽虛體質需要補陽的話，是不是可以使用濃度低一點？不同地域的使用也有差別，潮濕的海邊城市會強調祛濕。如果護膚，在乾燥的地區要強調補水，日照強的區域可以著重美白。

所以，精油的使用濃度是多重考量的，一定要保持靈活、清醒的思維，細緻分析，嚴謹嘗試，如果是普通消費者或芳療愛好者，大多數是爲自己或家人調香，經過一段時間你就會了解自己和家人的體質適合的濃度；如果是專業的芳療師，就需要細緻的溝通，不斷地總結，這樣才能爲不同的族群設計配方，確定合適的精油濃度。

# 第二章

# 精油百科

本章將介紹常用的 86 款精油，囊括日常生活所需的大部分精油，除了精油的基本資料，包括中英文俗名、拉丁名、植物科屬、萃取的方式及部位、產地、氣味等資訊，並從植物的生長特性、精油的天然化合物成分，以及運用的歷史淵源等方面解讀精油的功效，以便讀者更全面地了解與運用精油。

每一款精油的代表成分，都是從最新的精油成分報告採集真實資料匯總而成，參考的精油資料大多數是通過有機認證或野生的高品質精油。資料中的產地則是目前各款精油的主產區或優質產區。

本章嘗試運用更多中醫思維來解讀精油，力求展現專業實用、通俗易懂的中醫芳療思維。

對於相似精油的對比講解，也是本章的一大特色。例如，同一種精油不同的萃取方法，將它們的化合物構成以清單方式展示，以方便了解差異和應用上的不同，再如檀香、百里香、迷迭香、薰衣草等精油，都有多個品種、產地、化學類型，解析時會將相似的精油進行對比，深入地介紹它們的區別，臨床應用上有什麼不同的功效，處理不同的問題最適合選用哪款精油，希望為大家提供更多專業且實用的資訊。

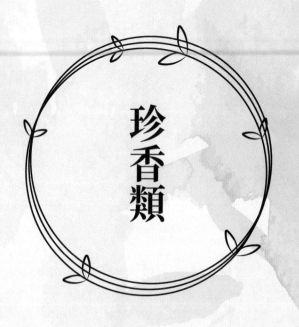

珍香類

| | |
|---|---|
| 英文名：Damask Rose | 萃取方式：蒸餾 |
| 拉丁名：*Rosa damascena* | 氣味形容：馥郁、優雅、香甜 |
| 植物科屬：薔薇科薔薇屬 | 主要產地：保加利亞 |
| 萃取部位：花 | |

大馬士革玫瑰

## 代表成分：

| | | | |
|---|---|---|---|
| 香茅醇 | 27%～32% | 牻牛兒醇 | 16%～25% |
| 十九烷 | 14%～20% | 二十一烷 | 7%～8% |
| 十六醇 | 3.4% | 松油烯 | 3.4% |
| 沉香醇 | 1.3% | 十七烷 | 1.2% |
| 乙酸牻牛兒酯 | 1% | 金合歡醇 | 1% |
| 甲基醚丁香酚 | 1% | 牻牛兒醛 | 0.7% |
| 甲基醚丁香酚 | 0.6% | 二十烷 | 0.6% |
| 苯乙醇 | 0.6% | 月桂烯 | 0.5% |
| 正二十三烷 | 0.5% | 橙花醛 | 0.4% |
| α- 萜品醇 | 0.4% | 乙酸香茅酯 | 0.3% |
| 大根老鸛草烯 | 0.3% | 十五烷 | 0.3% |
| 反式玫瑰醚 | 0.1% | 順式玫瑰醚 | 0.2% |

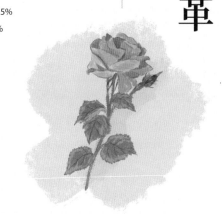

## 生理功效：

- 疏肝解鬱，活血、散瘀、止痛
- 緩解肝鬱氣滯、血瘀造成的一系列症狀
- 重要的養肝、養血精油
- 潔淨、滋補子宮，活化氣血
- 緩解更年期症狀，如心悸、陰虛燥熱
- 助益心臟、改善心律不齊
- 處理產後抑鬱症
- 具有催情功效，改善性冷淡
- 促進陰道分泌，改善陰道乾澀
- 促進多巴胺的分泌
- 改善偏頭痛
- 適合乾性、敏感、熟齡肌膚

- 修復毛細血管，改善紅血絲
- 抗衰老、美白、淡斑、促進氣血循環
- 有益肺部及消化道，但較少用
- 調節月經不律與經前症候群
- 有助提升男性精子數量與品質

### 心理功效：

給予愛的支持與包容，讓內心變得柔軟、自信，使理性與感性的光輝並存，帶來平衡、和諧、喜悅、圓滿的內心狀態。

大馬士革玫瑰在中國植物志中的標準學名是「突厥薔薇」。此處沿用過去芳療界的慣用名「大馬士革玫瑰」，以方便讀者辨認。類似的情況在後文介紹的精油中還會出現，都將特別說明中國植物志中的標準學名。

　　大馬士革玫瑰又稱爲保加利亞玫瑰，爲落葉灌木，喜歡排水佳的土壤，能長到 2.2 公尺高，莖上有粗壯、彎曲的刺，花朵從淺粉到深粉色都有。它的起源目前存在一定爭議，以往被認爲是源於中東，但最新的基因研究發現它更有可能是起源於安納托力亞。

　　早在古羅馬及古希臘時期，玫瑰就非常受歡迎，古希臘盲人詩人荷馬（Homer）在《伊利亞德》與《奧德賽》中讚頌玫瑰，古埃及人會將玫瑰用於宗教儀式，玫瑰迷人的香氛，總是讓人心曠神怡。

　　中醫古籍記載的玫瑰花品種與大馬士革玫瑰不盡相同，但功效可相互參考。《食物本草》記載：「玫瑰花，味甘、微苦，溫，無毒。主利肺脾，益肝膽，辟邪惡之氣。食之芳香甘美，令人神爽。」《本草綱目拾遺》記載：「玫瑰花，氣香性溫，味甘微苦，入脾、肝經，和血行血，理氣治風痹。」《藥性考》云：「玫瑰，性溫。行血破積，損傷瘀痛，浸酒飲益。」總結下來，玫瑰具有疏肝解鬱，活血化瘀，行氣止痛的功效。在臨床實踐中，也驗證玫瑰精油具有這些功效。

　　玫瑰精油的出現，相傳是 10 世紀時，阿拉伯醫師阿威西納（Avicenna）進行煉丹術時意外發現的，他本來想利用玫瑰、金屬鐵和其它基質配合在一起，試圖轉換爲黃金，就在此過程，無意間產生了玫瑰精油和玫瑰純露。儘管現在看來，這是奇思異想，但就當時人

們的認知，做各種嘗試仍然是有價值的，雖然沒有合成黃金，卻發現了玫瑰精油，讓我們得以享用這種「植物液態黃金」。

　　全世界有7000多種玫瑰，但能用來萃取精油的品種卻寥寥無幾。其中最優秀的品種就是大馬士革玫瑰。「大馬士革」這個名字，源於敍利亞的首都——大馬士革，過去被認爲是玫瑰的發源地，並在十字軍東征時期傳到了歐洲。十七世紀時，一位土耳其商人將玫瑰帶到保加利亞，之後被廣泛種植，現在，保加利亞被認爲是大馬士革玫瑰精油的最優產地，尤其是玫瑰谷產區，這裡平均海拔300～400公尺，氣候濕潤，夏季平均降雨量較高，冬季不會太冷，氣候及土壤環境非常適合玫瑰生長。玫瑰喜歡沙質、無黏土、可滲透的土壤，開花期最好濕度充足，無大風，而玫瑰谷剛好具備這樣的條件，兩條河流調節濕度，兩大山脈擋住季風，形成了玫瑰谷得天獨厚的地理環境。在玫瑰開花時期，玫瑰谷中午之前涼爽，午後熱一些，有時下雨，這種環境可以更佳地激發玫瑰精油的產生，並且不易揮發，牢牢鎖在花瓣中。玫瑰谷的氣候環境還有一個好處是可以讓花朵分批開放，給予手工採摘者數周的工作時間，這有利於玫瑰精油的萃取作業，保證新鮮的花朵能及時蒸餾。

　　玫瑰採摘通常在5月底至6月，每年有20～40天適合採摘的時期，採用純手工採摘，生產1公克玫瑰精油，需要一千多片花瓣。4500公克的玫瑰花瓣只能萃取出1千公克的玫瑰精油，因此玫瑰精油被稱爲「液體黃金」，確實名不虛傳。

　　在玫瑰谷東端，位於巴爾幹山脈（Balkan mountain range）的山

腳小鎮卡贊勒克（Kazanlak）有一個玫瑰博物館，存放了大量與玫瑰種植、生產有關的器具，講述玫瑰的歷史和動人傳說，最大的亮點是有一艘玫瑰油船，最後一次使用時間是 1947 年，至今仍然散發著強烈的玫瑰香味。

玫瑰香氣的關鍵成分被認為是：$\beta$- 大馬士革酮（beta-damascenone），$\beta$- 紫羅蘭酮（beta-ionone）和玫瑰醚（roseoxide），雖然它們的含量不足 1%，卻決定了玫瑰 90% 的香氣。

玫瑰精油的萃取法非常多，有脂吸法、溶劑萃取法、蒸餾法、超臨界二氧化碳流體萃取法。適合用於芳香療法的，只有蒸餾法和超臨界二氧化碳流體萃取法這兩種。

購買時一定要留意，不要買溶劑萃取法得到的原精，它只適合香水產業。

玫瑰精油的用處廣泛，被譽為「精油之后」。玫瑰精油的成分非常複雜，約有 400 多種天然化合物。玫瑰是最適合女性的精油之一，有著良好的疏肝解鬱功效，同時又能潔淨、滋養女性的生殖系統，調節女性內分泌，對肌膚的保養功效也非常全面，讓女性得以永保青春。玫瑰精油可以通經，切記所有具有通經效果的精油都要避免孕期使用。

玫瑰精油除了有以上身體的調理與治療功效，也有不能忽視的心理功效，玫瑰精油可以為女性帶來支持、愛護、理解與包容的感受，增強女性魅力與自信，一個覺得自己很好並深愛自己的女性，必然散發著不一樣的動人光彩。

英文名：Sandalwood

拉丁名：*Santalum album*

植物科屬：檀香科檀香屬

萃取部位：木心

萃取方式：蒸餾

氣味形容：深層、悠遠、沉靜的木質香味

主要產地：東印度邁索爾地區

# 檀香

## 生理功效

- 補氣且行氣、補腎、補肺、強心
- 淨化身心，幫助身體排毒
- 助益肺系統，處理久咳成損
- 具有安撫鎮定功效，適合過敏性乾咳
- 緩解慢性支氣管炎、咽炎
- 提升免疫力，預防感染，溫和的肺部抗菌劑
- 改善心臟無力，改善氣血不足
- 改善失眠，安撫神經，加深呼吸
- 緩解腰痛、坐骨神經痛、背部疼痛
- 改善記憶力減退、脫髮、耳鳴
- 改善內臟下垂、肌肉下垂、子宮下垂
- 治療淋巴與靜脈阻塞、蜂窩組織炎
- 尿道殺菌劑，有助治療尿道炎、膀胱炎、前列腺炎
- 緩解盆腔充血與炎症
- 緩解胃灼熱，安撫腸道痙攣
- 對改善性冷淡與性無能有一定幫助
- 撫順肌膚，改善皮膚發癢、發炎、紅血絲
- 適合乾性、熟齡肌膚，深度保濕、抗衰老、美白

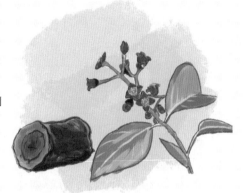

- 溫和收斂抗菌，處理皮膚炎症、油性及痤瘡肌膚
- 絕佳的定香劑

**心理功效：**

放鬆、鎮靜、安撫情緒，淨化思緒，靜生定、定生慧，帶來智慧與圓融。

　　檀香是常綠小喬木，壽命很長，可以超過一百歲，一般高度在4～10公尺，枝圓柱狀，帶灰褐色，具條紋，小枝細長，淡綠色，葉片為

椰圓卵狀，頂端尖銳，邊緣波狀，背面有白粉，花為深紅色。檀香是一種寄生樹，根部會吸附於其它樹種的根上，在幼年時，主要靠吸食其它樹木的營養存活壯大，成年後依附性逐漸降低。樹皮呈深紅棕到黑色。3～4 年會結果實，隨後產生種子。

人類使用檀香的歷史至少有 3000 年。2012 年，印度發現了西元前 1200 年的檀香木炭（Mchugh）。早在西元前 900 年，檀香木粉就被用於個人護理。檀香與印度的宗教文化息息相關，許多廟宇都用到檀香木，焚燒檀香的香味，被認為是神聖的氣息，可以和神靈溝通，廣泛運用於宗教儀式上，也常出現在佛經中。古埃及人也將檀香用於宗教儀式，焚燒敬神。

阿育吠陀療法及印度藥典，都將檀香入藥，印度醫學認為檀香是強力的尿道殺菌劑，用來治療各種尿道感染症。19 世紀，檀香也被添加到英國、德國和比利時的藥典中。

李東垣稱檀香：「能調氣而清香，引芳香之物上行至極高之分。」中醫古籍對檀香的記載非常多，如《食物本草》（點校本）記載：「白旃檀，味辛，溫，無毒。主消風熱腫毒。治中惡鬼氣，殺蟲。煎服，止心腹痛，霍亂腎氣痛。水磨，塗外腎並腰腎痛處。散冷氣，引胃氣上升，進飲食。噎膈吐食，又面生黑子，每夜以漿水洗拭令赤，磨汁塗之，甚良。李時珍曰：「《楞嚴經》云：白旃檀塗身，能除一切熱惱。今西南諸番酋皆用諸香塗身，取此義也。」杜寶《大業錄》云：「隋有壽禪師妙醫術，作五香飲濟人。沉香飲、檀香飲、丁香飲、澤蘭飲、甘松飲，皆以香為主，更加別藥，有味而止渴，兼補益人也。

道書檀香謂之浴香，不可燒供上真。」這段文字很有趣，不僅記載了古人用檀香治病調身養性，還用檀香護膚。

《本草匯言》記載：「檀香，味辛、苦，氣溫，無毒。陽中微陰，入手太陰，足少陰、陽明經。白檀香，辟惡氣，散結氣，除冷氣，（陳藏器）伏妖邪鬼氣之藥也。（梅高士稿）辛香開發，能升胃氣。元素方通噎隔，進飲食，除心腹冷痛，散陰寒霍亂諸證。入調氣藥中，引芳香之物上至極高之分，胸膈之上，咽嗌之間，為理氣之妙劑也。但辛香芳烈而竄，如陰虛火盛，有動血致嗽者，勿用之。李瀕湖先生曰：白檀辛溫，氣分之藥也。故能理衛氣而調脾肺，利胸膈，卻陰寒霍亂；紫檀鹹寒，血分之藥也，故能和營氣而消腫毒，治金瘡，止血定痛。」在《證類本草》中也有記載檀香，王家葵、蔣淼點評云：「《本草綱目》提到的紫檀是豆科植物紫檀 Pterocarpus indicus，白檀或稱白旃檀則是檀香科植物檀香 Santalum album。」說明了古書記載的白檀與紫檀是不同植物科屬。

在清代趙學敏所著的《本草綱目拾遺》中，還記載了檀香油「出粵中，舶上帶來。味苦。除惡，開胃，止吐逆。」這裡的檀香油可能是來源於他國的檀香浸泡油，也可能是檀香精油。更有意思的是，書中還記載了日精油，言：「泰西所制，其藥料多非中土所有。」並且稱讚日精油「決非尋常淺效，勿輕視焉可也。治一切刀槍木石及馬踢犬咬等傷，止痛斂口，大有奇效。」書中還列明了使用日精油的方法，雖然不能考證日精油到底是什麼植物所製成，但從中可窺見，古人是抱持開放的心態接受外來之物，在臨床上驗證其功效，以人為本，相

容並蓄，我們作爲傳承者，也要好好傳承發揚這種精神。

印度檀香又稱爲白檀，剝開樹皮，木身外面呈現白色，這也是拉丁名「album」的由來，意指白色。檀香精油存在於黃褐色的心材中，要經過緩慢的生長才會逐漸生成，至少需要 10 年才能形成芳香的心材，18～25 年才慢慢趨於成熟，過去認爲，至少 30 年樹齡的檀香樹才能採收，50～60 年樹齡時達到最佳採收時期，隨著樹齡的增長，木心中的精油含量越來越高，精油品質也越來越好，而低樹齡的檀香樹含油量則極爲有限，品質也相對沒有那麼優秀。

印度檀香精油的主要成分是 $\alpha$ - 檀香醇和 $\beta$ - 檀香醇，其中又以 $\beta$ - 檀香醇更爲珍貴，樹齡越老的檀香精油，$\beta$ - 檀香醇的含量越高。印度檀香精油的 $\alpha$ - 檀香醇在 48% 以上，$\beta$ - 檀香醇爲 20%～32%，隨著樹齡越長，$\beta$ - 檀香醇越高，甚至可以達到 35%～40%，另外含有佛手柑醇約 7%。

樹齡 60 年以上的印度檀香精油，芳療價值非常高，尤其善於補氣、補骨、補肺、強心，對於乾燥老化肌膚的滋養也非常好。檀香精油除了樹齡越老越好，萃取後的精油存放時間也是越陳越好，所以存放年份越久的檀香精油價值越高。

印度檀香是不可多得的優質香材，歷代深受重視與追捧，尤其是十九世紀引入歐洲以後，香水業對它的需求逐年暴增，造成無節制的砍伐，過去印度官員的腐敗也使得檀香的管控名存實亡，導致檀香越來越稀有，1998 年被國際自然保護聯盟列入瀕危樹種，畢竟，檀香樹的生長週期太長，需求卻越來越大，而樹需要慢慢生長，無法滿足

人類的需求，因此檀香精油的價格也一路攀升，在近短短幾十年的時間，翻了數百倍。

檀香樹在 50 歲以上才能完全成熟並產生優質的精油，但由於過度採伐造成的資源匱乏，被砍下的檀香樹年齡越來越小，30 歲、25 歲、20 歲，甚至 18 歲，年齡越小的檀香樹精油含量越低，為了得到更多的精油，就要砍伐更多數量的檀香樹，這對檀香來說，簡直是災難。

儘管現在有其它產區、品種的檀香精油，填補了檀香市場緊張的供需關系，但經驗豐富的芳療師都知道，樹齡 60 年以上的印度檀香精油是不能被取代的，所以一定要用在最需要它的地方，這才是對珍稀資源的最大尊重和愛惜。當然，其它檀香品種雖然無法完全取代印度檀香，但也有它們的價值，我們一起來了解。

太平洋檀香，是指原產於新喀里多尼亞（New Caledonia）以及瓦努阿圖（Vanuatu）的檀香，這兩個地區都位於南太平洋，拉丁名為 Santalum austrocaledonicum，過去幾十年，瓦努阿圖也是無節制的砍伐，到 1987 年左右，瓦努阿圖政府才嚴格管控可砍伐數量，所以現在市面上也鮮少能夠買到出產於此地的檀香精油了，幾乎都依靠新喀里多尼亞的出口，因此，太平洋檀香也被稱為新喀里多尼亞檀香。

新喀里多尼亞檀香是印度白檀的替代品中，相對優秀的品種，$\alpha$ - 檀香醇約為 41% ～ 50%，$\beta$ - 檀香醇為 20% ～ 25%，另外含有紫杉醇 11% ～ 12%，佛手柑醇 3% ～ 6%，香氣比較接近印度白檀，比印度白檀略微甜一點。

另一種接近印度白檀的是澳洲白檀，這裡要特別說明一下，其實

以產地命名是非常容易混淆的，比如出產於澳洲的檀香有兩種，一種是於引種於印度白檀，一種是當地的穗花檀香，兩者的拉丁名和天然化合物構成是不同的，所以為了細緻表述，在此將它們稱為澳洲白檀和澳大利亞檀香（穗花檀香）。

澳洲白檀來源於印度白檀，樹中的拉丁名自然是與印度檀香一致，都是 Santalum album，在印度出現巨大的供應缺口時，澳洲及時開發了這條檀香產業鏈，開始種植檀香樹，澳洲有成片的人工檀香林，是人工種植檀香最成功的國家，種植面積也在逐年遞增，這為香水業帶來了好消息，其實對於芳療行業也是好消息，至少香水業不會再過度搶購印度白檀用以香水的調配，當然，現在印度白檀精油的價格也很高，已經不適合香水業了。

澳洲從20世紀80年代末，開始複製印度森林的自然環境，培育檀香的「宿主樹」，以適應檀香在當地的生存，並持續研究土壤類型、宿主樹木管理、育種、灌溉、土地管理等影響檀香生長的關鍵因素，重點放在選擇育種和自然林業管理上，以生產更大的樹木，得到更多的心材與精油產量，這些努力沒有白費，最終使得精油產量提升18%。

過去野生的印度白檀，需要50年才能成熟，而人工種植的澳洲白檀只需要15～20年就能成熟，當然，這種研究是僅僅以化合物含量來下結論，從中醫看待植物的角度來說，就像野生的藥材與人工養植的藥材，藥用價值自然是不同的。不過在西方的藥物產業鏈中，西澳林業部的努力仍然是很有價值的，現在西澳的精油產業，通過了國際標準組織（ISO）、良好生產規範（GMP）等標準認證，只要培育

出的檀香符合美國食品和藥物管理局（FDA）對於植物藥物的要求和標準，就可以進一步拓展檀香的治療價值與運用市場。

　　澳洲白檀的氣味比較接近印度白檀，但不如印度白檀的木香味這麼乾淨、純粹，略帶一點新鮮的木屑香味。$\alpha$-檀香醇約 47%，$\beta$-檀香醇約 26%，另外含有 5% 左右佛手柑醇，2% 左右的紫杉醇。檀香醇的含量上，與新赫里多尼亞檀香不分伯仲。除了澳洲以外，在斯里蘭卡、印尼也有種植白檀。

　　還有一個與檀香接近的是產於夏威夷的山檀，也被稱為夏威夷檀香或皇家夏威夷檀香，鼎鼎有名的檀香山就在夏威夷，檀香山曾經遍佈野生的檀香林，18 世紀開始大量採伐，也為當地檀香生態造成不可逆轉的傷害，以致夏威夷山檀精油一度斷貨，不過後來又重新造林，開展可持續發展山檀專案，目前可以較穩定的供應。

　　夏威夷山檀的拉丁名為 Santalum paniculatum，它的 $\alpha$-檀香醇約 49%，$\beta$-檀香醇約 21%，另外含有 4% 左右佛手柑醇，8% 左右的紫杉醇，9% 左右的蓮花醇。夏威夷山檀的氣味像是白檀略帶一點清揚的花香調。

　　以上所說的幾款檀香相對比較接近印度所產的檀香。還有一款檀香則有較大差異，在中國植物志中的學名是澳大利亞檀香，俗稱為澳洲穗花檀香，拉丁名為 Santalum spicatum，這款檀香也被稱為「輕版檀香」，$\alpha$-檀香醇約為 27%，$\beta$-檀香醇約為 10%，另外含有佛手柑醇約 4%，沒藥醇約 3%，金合歡醇約 6%，蓮花醇約 3%，紫杉醇約 2%，呈現更多樣化的天然化學結構，沒藥醇能夠鎮靜、消炎肌膚，金

合歡醇可以抑制黑色素生成，所以澳洲穗花檀香更適合有舒敏及美白需求的肌膚。澳洲穗花檀香的氣味是隱約的木香，混合一些森林木的氣息。

還有一種西印度檀香，拉丁名爲 Amyris balsamifera，其實是芸香科植物，又稱爲阿米香樹，在中國植物志中的學名是炬香木，和檀香沒有什麼關係，印度白檀產自東印度邁索爾產區，有時會被稱爲東印度檀香，所以容易和西印度檀香產生混淆，普通消費者會以爲都是檀香，只是一個在東印度產，一個在西印度產，其實兩者並非同科屬的植物，注意不要買錯，所以購買精油必須以拉丁名爲主要辨識標準。

最後，值得一提的是檀香籽油，是從澳洲穗花檀香的果實種子中提取的天然植物油，注意它是植物基底油，而不是精油，可以用於皮膚、頭髮的保養，清爽不油膩，親膚容易吸收，尤其適合乾性皮膚。澳洲穗花檀香的心材，需要 15～20 年的生長才能萃取精油，在這期間，用檀香籽萃取的植物油成爲潛在的次要收入來源，對檀香產業的發展有著良性驅動。穗花檀香樹從三歲開始，每棵樹可以產生 1～2 千克的檀香籽，萃油率在 50%～60%，一些大的人工檀香林，每年可以採收幾百噸的檀香籽。

檀香籽油含有珍稀的西門寧酸（ximenynic acid），含量高達35%，對流經動脈和毛細血管的血液流速和流量有影響。目前研究，檀香籽油對蜂窩組織炎以及血液循環不良造成的一些問題以及脫髮有輔助治療作用。除此之外，檀香籽油還含有生育酚、角鯊烯和植物甾醇，對身體有諸多益處。所以，檀香籽油的運用前景非常廣闊。

# 沉香

英文名：Agarwood

拉丁名：*Aquilaria crassna* ／ *Aquilaria malaccensis*

植物科屬：瑞香科沉香屬

萃取部位：結香木材

萃取方式：蒸餾

氣味形容：木香、樹脂、淡淡麝香、蜂蜜與煙草氣息混合的味道

主要產地：越南、泰國、中國

## 代表成分：

| | | | |
|---|---|---|---|
| 纈草醇 | 4%～13% | 桉葉醇 | 1%～12% |
| 環烯酮 | 3%～8% | 諾卡酮 | 0%～4% |
| 甲基苯乙酮 | 3% | 10-表-γ-桉葉醇 | 1%～4.5% |
| 茅術醇 | 0.6%～5% | 沉香呋喃 | 0%～6% |
| 雙氫中柱內酯 | 1%～2% | 沉香螺旋醇 | 0%～4% |
| α-布藜烯 | 0.9% | 蛇床-4,11-二烯 | 0.1%～0.6% |
| 4,5-二表-馬兜鈴城 | 0.1%-0.7% | 葎草烯 | 0.1%～0.5% |
| 愈瘡木烯 | 0.2%～2% | 苄基丙酮 | 0%～5% |
| α-薑黃烯 | 0.9% | 蓽澄茄油烯醇 | 0%～3% |

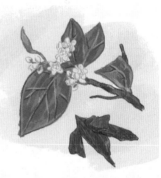

## 生理功效：

• 行氣止痛，改善氣滯、寒凝造成的痛證

• 溫中降逆，用於胃寒嘔吐，呃逆證

• 納氣平喘，改善腎不納氣

• 補五臟，暖精助陽，改善腎陽虛，暖腰膝，改善下焦虛寒

• 治上熱下寒，調陰陽二氣，壯元陽，引火歸元

• 溫而不燥，行而不泄，保和衛氣

• 靜心安神，改善失眠，促進深度睡眠

• 幫助細胞新生，有助維持肌膚年輕狀態

### 心理功效：

安心寧神，回歸冷靜、沉著、穩定的內心狀態，堅定信念。

　　沉香樹是常綠喬木，喜歡生長在低海拔山地、丘陵及向陽的樹林中，樹皮暗灰色，纖維細緻。夏季開黃綠色花朵，傘形花序，散發芳

香，葉似橘葉，橢圓、長圓或倒卵形，夏秋季結果實，卵球形，幼時綠色，熟時紫色，種子是褐色。

　　沉香精油是從結香的沉香木中提取。目前市面上能購買到兩個品種的沉香精油，分別是厚葉沉香和奇南沉香，這兩個中文學名對應不同的拉丁名，兩款沉香精油的功效並無大異，故合而言之。目前普遍認為，沉香結香的條件取決於兩個因素，即逆境脅迫和微生物轉化。逆境脅迫是指沉香遭到物理創傷，比如火燒、雷劈、蛇蟲齒噬、刀斧砍傷或化學傷害，誘導樹木開始分泌一些沉香類物質，在這個過程中，微生物扮演重要的角色，使沉香類物質逐漸轉化為沉香物質，形成結香，當累積到一定程度後，便可以得到珍貴而稀有的沉香。

　　越南沉香以中部惠安沉香和南部芽莊沉香為最佳，北部產區次之。越南野生的沉香幾乎不可能用於萃取精油，因為已近枯竭，1995年被列入《瀕危野生動植物種國際貿易公約》，現在用於萃取精油的沉香多為人工栽種和人工植菌，樹木至少需要生長十年，再植菌兩年以上，才能用於蒸餾，必須取得《瀕危野生動植物種國際貿易公約》認證，才可以正常流通，合法進出口。

　　中國是沉香的原產地之一，根據植物學研究和以往的典籍記載，中國至少有六種常綠喬木型沉香樹種，最著名的品種是白木香。海南沉香是中國香學研究的本位香材，古往今來，備受文人士大夫推崇，古稱「崖香」，品質高於中國其它地區出產的沉香。從宋代開始廣東就有人工種植的沉香，尤以東莞為主，俗稱「莞香」，氣味清新甜美，也曾作為貢品聞名全國，現在東莞也是全國重要的沉香集散地。

沉香在中國的歷史文獻中，最早見於東漢楊孚的《交州異物志》：
「蜜香，欲取先斷其根，經年，外皮爛，中心及節堅黑者，置水中則
沉，是謂沉香；次有置水中不沉與水面平者，名棧香；其最小粗者，
名曰槃香。」

沉香之所以珍貴，是因爲難以取代，大部分的精油是花葉萃取，
偏升發之性，而沉香是爲數不多具備納氣斂氣、有沉降之性的精油，
並且這種特性在精油界也是高居首位、效果最好的精油。對此特性，
吳儀洛在《本草從新》中有云：「諸木皆浮，而沉香獨沉，故能下氣
而墜痰涎。能降亦能升，故理諸氣而調中。其色黑體陽，故入右腎命
門，暖精助陽，行氣溫中。」

李中梓在《雷公炮製藥性解》記載：「沉香，味辛苦，性溫，無
毒，入腎、命門二經。主袪惡氣，定霍亂，補五臟，益精氣，壯元
陽，除冷氣，破癥癖，皮膚搔癢，骨節不仁。」

劉完素認爲沉香可益氣和神。張元素認爲沉香補右骨命門，陽
也，有升有降。《本草匯言》記載：「沉香，降氣溫中之藥也。此劑得
雨露清陽之氣最久。其味辛，其氣溫，其性堅結，木體而金質者也。
善治一切沖逆不順之氣。上而至天（肺）下而及泉（腎）故上氣壅
者，可降。下氣逆者，可和與諸藥爲配，最相宜也。滑氏《本草》治
上熱下寒，下盛下虛，或濁氣不降，清氣不升，爲病逆氣喘急，或大
腸虛閉，小便不通，或男子精寒，婦人血冷。大能調中，利五臟，壯
元陽，補腎命，方書屢用有效。然氣味辛溫香竄，治諸冷氣逆氣，氣
鬱氣結，殊爲專功。如中氣虛勞，氣不歸元者；心鬱不舒，由於火邪

者；命門眞火衰，由於精耗血竭者，俱忌用之。前古謂能殺鬼邪，解中惡，淸人神，淸風水毒腫，並宜酒煮服之。此不過因其辛陽香散，辟此陰凝不正之氣故也。如病陰虛氣逆上者，切忌。」

《本草新編》記載沉香能「引龍雷之火下藏腎宮」，稱沉香爲「心腎交接之妙品」。又溫而不熱，可常用以益陽者也。沉香，溫腎而又通心。用黃連、肉桂以交心腎者，不若用沉香更爲省事，一藥而兩用之也。但用之以交心腎，須用之一錢爲妙。不必水磨，切片爲末，調入心腎補藥中，同服可也。」

現代人常常精神過耗，上熱下寒，用沉香來改善這類問題，效果很好。沉香補骨，溫和有效，很適合調理身體時長期使用，卽使濃度很低，也會有良好的補益效果。沉香的功效還有很多，對肺金的養護以及很多皮膚問題也有很好的效果，但因爲沉香實在太稀有珍貴，加上這些方面的問題有其它精油可以取代，所以並沒有列在功效表中。

沉香的香氣分子非常穩定不易揮發，且香氣穿透力很強，僅需少量，就能營造沉靜、神秘的空間感覺。

沉香的成分非常複雜且神秘，很多成分檢測不出來，或是檢測出一些未知成分，芳療界對它的研究還不夠深入，不同產地、不同供應商提供的沉香精油，品質也參差不齊，所以一定要從可靠的管道購買。

英文名：Jasmine

拉丁名：*Jasminum grandiflorum*

植物科屬：木樨科素馨屬

萃取部位：花朵

萃取方式：良性溶劑

氣味形容：馥郁、迷人、精緻的花香調

主要產地：印度、摩洛哥

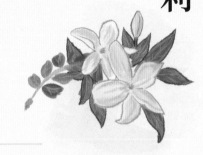

# 大花茉莉

## 代表成分：

| | | | |
|---|---|---|---|
| 苯甲酸苄酯 | 14% | 香葉基芳樟醇 | 8% |
| 乙酸植酸酯 | 7.8% | 維生素 E（生育酚） | 6.8% |
| 沉香醇 | 6.7% | 環氧角鯊烯 | 3.1% |
| 丁香酚 | 2.2% | 植醇 | 7.6% |
| α- 金合歡烯 | 2.8% | 素馨酮 | 2.4% |
| 角鯊烯 | 4.6% | 亞油酸甲酯 | 2.9% |
| 乙酸苄酯 | 2% | 苯基醇 | 1.4% |
| 棕櫚酸甲酯 | 1.2% | 苯甲酸乙烯酯 | 0.3% |
| 茉莉酸甲酯 | 0.05% | 茉莉內酯 | 0.9% |

## 生理功效：

- 和中下氣，辟穢濁
- 平肝解鬱
- 有助改善性冷淡
- 助產，激勵催產素，緩解產後憂慮症
- 平衡激素，調理女性月經不調，痛經
- 有助改善更年期症狀
- 潤澤頭髮，修復受損髮質
- 改善燥熱型肌膚，有助睡眠，改善黑眼圈
- 改善前列腺疾病，提升精子數量與品質
- 讓乾性及失去活力的肌膚重新煥發光彩

- 增加皮膚彈性，淡斑，淡化妊娠紋與疤痕
- 舒緩僵硬而緊張的肌肉，但可替代的精油有很多
- 緩解支氣管痙攣，止咳化痰，但較少用於呼吸道問題

### 心理功效：

抗抑鬱，放鬆。搭建神聖的愛的橋樑，構建完美、和諧的兩性關係。

英文名：Arabian Jasmine

拉丁名：*Jasminum sambac*

植物科屬：木樨科素馨屬

萃取部位：花朵

萃取方式：傳統溶劑、超臨界
二氧化碳流體萃取

氣味形容：獨特、濃郁、厚重
的花香調

主要產地：埃及、印度

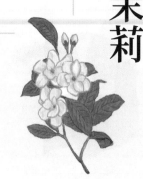

# 小花茉莉

## 代表成分：

| | | | |
|---|---|---|---|
| α- 金合歡烯 | 15%～18% | 乙酸苄酯 | 14%～15% |
| 沉香醇 | 8%～10% | 苯甲醇 | 9%～10% |
| 9- 癸三烯 | 4%～6% | 苯甲酸己烯酯 | 6%～8% |
| 吲哚 | 3%～4% | 油酸甲酯 | 4% |
| 亞油酸甲酯 | 0.5%～3% | 苯乙醇 | 1%～2% |
| 鄰苯二甲酸甲酯 | 5%～7% | 苯甲酸苄酯 | 0.7% |

　　小花茉莉在中國植物志中的學名是茉莉花，爲直立或攀緣灌木，高 1～3 公尺，葉片對生，花朵白色，花期在 5～8 月。茉莉畏寒、畏旱，不耐霜凍、濕澇和鹼性土壤，耐雨，喜歡溫暖濕潤、通風良好、半陰的環境，土壤含有大量腐植質的微酸性砂質土壤最爲合適。

　　小花茉莉（Jasminum sambac）又稱爲阿拉伯茉莉、中國茉莉、沙巴茉莉。其實茉莉並非原產於阿拉伯，茉莉花的習性喜歡溫暖濕潤的地區，而不是中東的乾旱氣候。1753 年，卡爾·林奈在他的著作《系統自然》（Systema Naturae）第一版中首次將茉莉命名爲 Nyctanthes sambac；1789 年，威廉·艾頓將植物重新歸類爲茉莉屬，同時，他

創造了通用的英文名稱「阿拉伯茉莉」，這個命名讓人們誤解茉莉是阿拉伯血統。中國對於茉莉的早期記錄指出，茉莉花起源是南亞（印度），隨後傳到阿拉伯和波斯，再被引入歐洲，也許因為這一傳播路徑，使得它在歐洲被稱為阿拉伯茉莉。

大花茉莉在中國植物志中的學名是素馨花。原產於南亞，為攀緣灌木，高 1～4 公尺，葉對生，花朵白色，裂片多為 5 枚，花期 8～10 月，它與小花茉莉在生長環境上不同的是，大花茉莉喜歡陽光充足的環境以及黏質的土壤。

茉莉自古以來就受到人們的歡迎，中國的茉莉花茶因清香而聞名天下。茉莉也是印尼的國花之一，象徵純潔、神聖、優雅與真誠。在柬埔寨，茉莉被用作貢品獻給佛陀。在印度的傳統婚禮上，新娘會頭戴茉莉做成的花環。在斯里蘭卡，也被廣泛運用於茶品中，並出現在佛教寺廟禮儀中。

《本草綱目》記載：「茉莉，釋名奈花。」「其花皆夜開，芬香可愛。女人穿為首飾，或合面脂。亦可熏茶，或蒸取液以代薔薇水。」「辛，熱，無毒。蒸油取液，作面脂頭澤，長髮潤燥香肌，亦入茗湯。」古人以茉莉花蒸油取液，用來護膚護髮，和現代人所用頗為相似。《食物本草》中則記載了茉莉對於身體調理的功效「主溫脾胃，利胸膈。」

在現代，茉莉獨特的香味受到很多著名調香師的喜愛，出現在他們的香水作品中，演繹神秘、優雅、魅惑的女性氣質。

茉莉精油的萃取，需要手工採摘花朵，並且最好在黎明前採摘，

因爲此時的花香最濃，而且不能在花朵完全開放的時期採摘，以免香氣流失。茉莉精油含有稀有的氮化合物鄰氨基苯甲酸甲酯（methyl anthranilate）、素馨酮以及著名的吲哚（Indole），它們讓茉莉具有與眾不同的獨特香氣。吲哚這種物質有個特點，濃度不能高，因爲人體排泄物中也含有這個成分，如果濃度過高，則會有令人不悅的氣味，而低濃度且在其它化合物的配合下，則會呈現優美的氣息。

茉莉被稱爲精油之王，是西方歷史上有名的催情劑及壯陽劑，有趣的是，茉莉精油含有酯類成分，包括前面提到的鄰氨基苯甲酸甲酯，是具有強鎮靜功效的成分，這似乎暗示著茉莉所擁有的催情與壯陽功效，有令人愉悅、放鬆、全情投入的作用，展現茉莉將靈魂與肉體合二爲一的絕妙之處。正如芳療大師派翠西亞在她的《Subtle Aromatherapy》書中描述茉莉「對於追求靈性化親密關係的人士而言，茉莉是最重要的一種精油，借由茉莉精油的加持，我們得以領悟靈性之愛與肉體之愛的相容無間。」

茉莉有通經助產的效果，只有在生產階段才能使用，懷孕期間要避免使用。另外，茉莉精油的能量很強，用於皮膚時需要低濃度。濃度過高使用，可能產生眩暈或噁心感。

茉莉鮮少用蒸餾法萃取，因爲蒸汽的高溫會破壞茉莉的香氣。一直以來，多是用溶劑萃取茉莉原精，但這會造成不良化學溶劑的殘留，所以不適用於芳香療法。有一些超臨界二氧化碳流體萃取法獲得的茉莉「精油」，也是基於原精來萃取的，所以還是無法完全避免溶劑殘留。

好消息是，最新的工藝可以運用良性溶劑（非己烷或石化溶劑）來萃取這種珍貴的花香，良性溶劑相對安全，萃取的茉莉精油也能獲得有機認證，可以放心無虞地用於芳香療法。目前良性溶劑萃取的多是大花茉莉，小花茉莉仍然以傳統溶劑萃取的原精居多，購買時需要留意萃取方法。

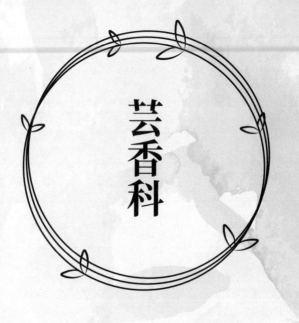

芸香科

# 橙花

英文名：Neroli

拉丁名：*Citrus aurantium*

植物科屬：芸香科柑橘屬

萃取部位：花朵

萃取方式：蒸餾

氣味形容：微苦中回甘、馥郁層疊，寧靜、高雅、舒適的氣息

主要產地：摩洛哥、突尼斯、埃及

## 代表成分：

| 成分 | 含量 | 成分 | 含量 |
|------|------|------|------|
| 沉香醇 | 25%～47% | β-松油烯 | 5%～13% |
| 檸檬烯 | 9%～30% | 羅勒烯 | 5%～10% |
| α-萜品醇 | 5%～7% | 乙酸沉香酯 | 1%～14% |
| 牻牛兒醇 | 0.2%～3% | 乙酸牻牛兒酯 | 2%～4% |
| 月桂烯 | 1.5%-3% | 橙花叔醇 | 0.3%～4.5% |
| 乙酸橙花酯 | 0.8%-1.8% | α-松油烯 | 0.5%～1.5% |
| 橙花醇 | 0.5%-1.2% | 金合歡醇 | 0.4%～3.8% |
| β-羅勒烯 | 0.6%～7% | 丁香油烴 | 0.2%～0.8% |
| 檜烯 | 0.5%-1.2% | 異松油烯 | 0.2%～0.5% |
| 萜品烯-4-醇 | 0.1%-0.2% | 吲哚 | 0.03%～0.3% |

## 生理功效：

- 舒肝解鬱、緩解乳房脹痛、胸脅脹滿
- 放鬆身心，緩解失眠、易醒等睡眠障礙
- 抗痙攣、緩解經前壓力造成的疼痛、更年期情緒不穩定
- 改善神經痛、頭痛、焦慮緊張
- 緩解神經緊張引發的慢性腹瀉、食欲不佳、消化不良等脾胃問題
- 改善嬰幼兒腹絞痛
- 緩解心悸，心跳過速，安撫驚嚇後的恐慌
- 溫和抗菌，改善支氣管炎、耳部感染
- 降血壓，滋補調理靜脈，緩解靜脈曲張及痔瘡
- 舒緩肌肉酸痛、僵硬、緊張

- 促進細胞新生，預防及修復妊娠紋、肥胖紋、皺紋
- 適合乾性、脆弱及熟齡肌膚
- 對敏感肌友好，對輕微敏感有修復作用
- 祛除疤痕、淡斑、美白、嫩膚
- 非常溫和，適合兒童，孕婦需在芳療師指導下使用

## 心理功效：

緩解焦慮、緊張，減輕壓力，使心胸開闊，學會放下，釐清得失關係，讓身心恢復平衡、和諧。

苦橙在中國植物志中的學名是酸橙。苦橙樹的花、葉、果實果皮，都可以萃取精油，其中又以花朵萃取的橙花精油最爲珍貴，有些商人會用甜橙樹的花朵來萃取精油，冒充苦橙花精油，但品質和氣味都不如苦橙花。苦橙花每年四月到五月初手工采摘，花朵爲白色，喜歡疏鬆的土壤，陽光、濕潤的環境。

　　在十七世紀時，義大利的一位公主，名叫安瑪麗，她是尼祿利（Nerola）的郡主，她非常喜歡橙花的氣味，將橙花萃取液當香水使用，並用橙花泡浴、薰香衣物及手套，讓橙花的香味圍繞全身，所到之處，都留下橙花的美好氣息，人們便以她所在的郡來命名橙花，英文譯名便是 Neroli。

　　橙花精油的氣味非常高貴，如果你初聞橙花精油，可能感受不到這種所謂的高貴感，但只要將橙花精油和玫瑰精油調配在一起，你會立刻明白什麼是高貴的氣息。橙花精油的氣味不是甜美的，初聞有一點微苦，但後調卻是回甘，就如同人生苦盡甘來時，帶來的那份淡然、恬適與知足。橙花精油也常被用作高級香水的原料，很多經典香水中都含有橙花香，也是眾多知名調香師的至愛。

　　橙花精油非常好用，無論是用於身體調養還是皮膚保養，都是女性不可或缺的精油，女性肝鬱者，十之有八九，橙花精油可以舒肝，緩解肝鬱氣滯造成的一系列不適症狀。橙花精油在護膚方面也是全能，非常適合熟齡肌膚，雖然橙花精油也可以平衡油脂，正常來說，也適合油性、青春期肌膚，甚至痘痘肌，但是這一部分可以用性價比更高的苦橙葉精油來替代。緩解呼吸道症狀也是一樣的道理，我們有

更多可以替代的精油，除非是考慮兼具其它功效時，才會選用它。橙花精油應該發揮在更需要它的地方，物盡其用，也是我們保護自然資源的小小力量。

傳統西方芳療認為橙花精油可以催情，很多人不能理解通常催情的精油都是可以促進血液循環，讓人激情澎湃的精油，為什麼橙花這種讓人放鬆的精油反而可以催情呢？其實在過去西方的傳統裡，橙花被用來放在新婚夫婦的床上，也作為新娘的手捧花，一方面，白色的橙花象徵婚姻的神聖高潔，另一方面，橙花的氣息也可以緩解新婚夫婦的緊張情緒。所以，橙花精油主要用來處理精神緊張、壓力狀態下的性生活障礙。

橙花精油是相對容易品質不穩定的精油，每一批次的氣味可能會有所差別，有的偏苦一點，有的偏甜一點，從化學成分清單可以看出，每種成分含量的數值區間比較大，沉香醇的含量在各個產地有較大差異，有的甚至以檸檬烯含量最高，所以要細心挑選。好的橙花精油只萃取花朵的部分，氣息柔美、甘甜、纖細，而品質差的橙花精油會夾雜苦橙葉一起蒸餾，有較明顯的苦味，氣味比較「強壯、上揚」，經驗豐富的芳療師可以根據氣味來判斷是純粹花朵萃取的精油，還是夾雜了葉片一起萃取的精油。另外，橙花精油相對不穩定，建議在冰箱中存放。

苦橙葉

英文名：Petitgrain Bigarade

拉丁名：*Citrus aurantium*

植物科屬：芸香科柑橘屬

萃取部位：嫩葉

萃取方式：蒸餾

氣味形容：苦味夾雜一絲甘甜、清新的葉片香

主要產地：巴拉圭、埃及、摩洛哥

## 代表成分：

| | | | |
|---|---|---|---|
| 乙酸沉香酯 | 46%～52% | 沉香醇 | 24%～26% |
| 檸檬烯 | 0.8%～5% | α-萜品醇 | 3%～6% |
| 牻牛兒醇 | 1.5%～3.5% | 乙酸橙花酯 | 2%～3% |
| 乙酸牻牛兒酯 | 1%～4% | β-羅勒烯 | 2%～4% |
| 月桂烯 | 1%～2.5% | δ3-蒈烯 | 0.5%～1.6% |

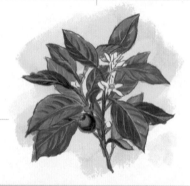

## 生理功效：

- 調理油性肌膚，痘痘肌
- 溫和有效的殺菌劑，輔助治療感染性面皰
- 抗壓力，改善憂鬱症及失眠
- 改善頭皮過油，脂溢性脫髮，頭皮屑
- 緩解心跳過速
- 清除身體異味
- 安撫脾胃異常

**心理功效：**

安撫憤怒，抗抑鬱，讓心情平和，停止混亂的思緒，改善情緒低落，平衡神經系統。適合青春叛逆期的少年。

　　苦橙又稱為塞維亞柑橘（Seville orange），為小喬木，樹高一般有 5 公尺，最高可以長到 10 公尺，原產於中亞，現在多產於地中海一帶，葉片光滑，顏色為深綠色。苦橙的英文名 Petitgrain，是小顆粒的意思，源於苦橙樹未成熟的果實就像櫻桃般大小，以往會用苦橙樹的枝、葉，連帶未成熟的果實一起萃取精油，這會影響成熟果實的產

量，所以後來只採用苦橙葉來萃取精油，但這個名字便流傳下來。

苦橙葉精油被稱為「窮人家的橙花精油」，氣味和苦橙花有點相似，但還是不大一樣，如果要比喻的話，苦橙葉精油像青澀的少年，而橙花精油更像高雅的公主。苦橙葉精油也常用於香水業，古龍水中就有它的氣味，帶來清新的氣息。

在用法上，苦橙葉精油更偏向於青春期的肌膚問題。橙花和苦橙葉精油都有安撫作用，但這方面橙花精油的表現更加優秀。苦橙葉精油的優勢在於價格便宜，薰香也有不錯的體驗。有個小秘訣是，苦橙葉精油加甜橙精油一起薰香，可以模仿橙花的氣息，讓香氣更柔和。

苦橙葉精油大多是用苦橙樹的葉子萃取，但現在也有一些精油供應商提供從橘子葉（Petitgrain Mandarin）中萃取的精油，另外還有一種被標示為 Petitgrain sur Fleurs 的精油，是在橙花盛開的季節，用花、枝、葉混合在一起萃取出來的精油，這兩種精油相較苦橙樹葉精油，沉香酯和沉香醇含量較低一些，檸檬烯含量更高，從性價比來說，還是苦橙葉精油最高。

好的苦橙葉精油只用苦橙樹葉萃取，有些商家會摻雜甜橙樹葉、檸檬樹葉，品質相對較差。純的苦橙葉精油，聞上去乾淨純粹，雖然有一絲苦味，但仍然感覺很清新，沒有過多的雜澀味。

苦橙葉也有原精，購買時注意區分，只有蒸餾法萃取的精油才能用於芳香療法。

英文名：Mandarin

拉丁名：*Citrus reticulata*

植物科屬：芸香科柑橘屬

萃取部位：果實果皮

萃取方式：壓榨

氣味形容：酸甜或甜美，柔和或清新

主要產地：巴西、義大利

# 柑橘

## 代表成分：

| | | | |
|---|---|---|---|
| 檸檬烯 | 72%～75% | γ-萜品烯 | 15%～17% |
| 癸醛 | 0.1%～1% | α-松油烯 | 1%～2% |
| α-側柏烯 | 0.5%～0.7% | β-松油烯 | 1%～1.5% |
| 月桂烯 | 1.5%～2% | 對傘花烴 | 0.4%～0.6% |

## 生理功效：

- 疏肝、行氣、散結、止痛
- 緩解氣滯造成的腹痛、脅肋脹滿
- 消積化滯，緩解脹氣、噯氣
- 理氣、化痰飲，調理痰濕體質
- 助益脾胃，調和中土，增進食欲
- 性質溫和，適合處理小朋友脹氣、腹痛
- 適合脾土肝木失調的人群
- 促進膽汁分泌，幫助脂肪代謝
- 調理油性肌膚

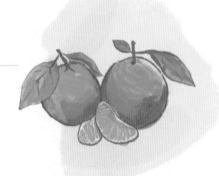

### 心理功效：

提振精神，疏散沮喪的情緒。

柑橘原產於中國南方，又稱爲番橘、橘子、立花橘，十九世紀初傳入歐洲，再傳到美洲，現在柑橘精油的主產地在地中海沿岸一帶，柑橘樹爲小喬木，樹高約 3 公尺，花朵爲白色，喜歡日照充足、疏鬆肥沃的土壤環境，生長在溫帶的柑橘樹產油量更高。

柑橘精油，同一個拉丁名，有紅橘、綠橘、黃橘精油，氣味略有

差別，綠橘精油是用未成熟果實的果皮萃取，氣味偏酸；紅橘精油是用成熟果實的果皮萃取，氣味在三者中最爲甜美；黃橘精油是用半成熟果實的果皮萃取，氣味介於兩者之間，呈現酸甜的氣息，氣味最受歡迎，價格在三者中略高，不過柑橘精油產量高，在精油家族中並不屬於高價位精油，可以按個人喜好選擇。

《本草從新》記載：「橘皮，辛能散，溫能和，苦能燥，能瀉。爲脾肺氣分之藥，調中快膈，導滯消痰，定嘔上嗽，利水破癥，宣通五臟，統治百病，皆取其理氣燥濕之功。」「青皮，辛苦而溫。色青氣烈。入肝膽氣分。疏肝瀉肺。引諸藥至厥陰之分。下飲食，入太陰之倉。破滯削堅，消痰散痞。治肝氣鬱積，脅痛多怒，久瘧結癖，胸膈氣逆，疝痛乳腫。」眉批總結爲：「橘皮，宣，理氣調中，瀉，燥濕消痰。」「青皮，瀉肝，破氣，散積。」橘皮經過炮製久陳後就是陳皮，以廣東新會所產爲最佳。柑橘精油的功效可參照中藥橘皮／青皮，黃橘和紅橘精油萃取於成熟果實，更適合脾土系統，綠橘精油萃取於未成熟果實，更適合肝木系統。

橘皮行氣之性在《本草綱目》中有一段話表述得很清晰：「橘皮，其治百病，總是取其理氣燥濕之功。同補藥則補，同瀉藥則瀉，同升藥則升，同降藥則降。脾乃元氣之母，肺乃攝氣之籥，故橘皮爲二經氣分之藥，但隨所配而補瀉升降也。」現代很多人的體質，最需要的是以通爲補，柑橘精油可以很好地發揮行氣通滯的功效。但行氣多了亦會耗氣，而現代人的體質很少是單純氣滯，多數是氣滯兼氣虛，所以在行氣的同時要兼顧補氣。

柑橘精油非常溫和，小朋友和老人也可以安心使用，在西方芳療中，因其溫和，且幫助增加肌膚彈性，可以預防妊娠紋，同時酸甜的氣味可以幫助緩解孕吐，會推薦給孕婦使用，但從中醫的角度來講，橘皮行皮，恐有破氣之虞，尤以綠橘爲甚，雖然一般不到會造成流產的使用量，但爲了萬無一失，仍然不建議孕婦使用，因爲還有很多其它精油可以選擇，或者在專業芳療師指導下使用。

　　柑橘精油非常容易氧化，需要放入冰箱保存。有一定的光敏性，不過不明顯，低劑量使用時無須擔心，高劑量使用時避免日曬。

英文名：Grapefruit

拉丁名：*Citrus paradisi*

植物科屬：芸香科柑橘屬

萃取部位：果皮

萃取方式：壓榨

氣味形容：香甜中微酸，清新、明快、溫和

主要產地：美國、以色列、巴西

# 葡萄柚

## 代表成分：

| | | | |
|---|---|---|---|
| 檸檬烯 | 92%～96% | 月桂烯 | 2% |
| α-松油烯 | 0.6% | 癸醛 | 0.2% |

## 生理功效：

• 處理蜂窩組織炎，促進循環

• 利尿，有助排濕排水，改善體液滯留

• 促進膽汁分泌，著名的減肥精油

• 利肝膽，改善肝火旺，有助排毒

• 消解的特性，對協助化解膽結石有益

• 緩解脾胃不適，緩解脹氣，消化不良

• 幫助代謝乳酸，緩解運動過後的肌肉酸痛

• 緊實肌膚，改善橘皮組織

• 調理油性肌膚和油性頭皮

• 適合薰香，可淨化空氣，促進多巴胺分泌

### 心理功效：

抗抑鬱，使情緒開朗、愉悅，幫助卸下思想重擔，提升活力。

　　葡萄柚約於 1750 年首先發現於加勒比海與大西洋邊界的巴貝多島，1880 年引入美國，約 1940 年前後引入中國。現在美國是葡萄柚的主產國之一。葡萄柚是小喬木，喜歡陽光充足，土壤肥沃，水分豐富的生長環境，葉片形狀介於柚與酸橙之間，具有柚葉香氣，花朵是白色的，果實比柚子小而比酸橙大，果實呈簇生狀密集掛果，就像葡萄成串垂吊，所以稱為葡萄柚。

《本草綱目》中有記載柚，雖然和葡萄柚不完全是同一個品種，但從果肉酸寒、果皮甘辛平的性味來講，與臨床運用的經驗大致相同，所以葡萄柚的功效可以參照古籍裡柚的記載。李時珍認爲柚皮有消食快膈，散憤懣之氣，化痰之功用，可以理解爲柚皮有助於消化，讓胸膈之氣順暢，舒肝解鬱，處理痰證引發的一系列問題。

中醫裡廣義的「痰」不僅是指喉嚨裡的痰，也包含身體裡無形的痰。西方運用葡萄柚的經驗認爲其可利水，而肥胖之人多痰濕，所以這也是爲什麼葡萄柚精油很適合處理肥胖的原因，是有名的減肥精油，適合身體氣機循環不暢、濕痰重、代謝差的肥胖類型。同時葡萄柚明快、愉悅的植物特性，可以改善肥胖帶來的自卑情緒以及社交障礙。有的人喜歡喝葡萄柚果汁來減肥，但葡萄柚果汁偏寒涼，多喝易傷脾胃，葡萄柚果皮精油是平性的，相對來說更加溫和，適合長期使用。

葡萄柚又稱爲西柚、朱欒。果實有兩種，白葡萄柚是黃色皮、淺黃白色果肉，粉紅葡萄柚是粉黃色皮、粉紅色果肉。粉紅葡萄柚雖然也是以檸檬烯（94%）爲主，但其它成分比白葡萄柚更爲複雜，氣味更爲細膩，功效也更全面。

葡萄柚精油與其它柑橘屬精油最大的差別是，它對光線較不敏感，所以使用上比較方便。在柑橘屬果皮類的精油中，功效豐富，是物美價廉的常用精油。葡萄柚精油較容易氧化，建議放入冰箱保存。

英文名：Bergamot

拉丁名：*Citrus bergamia*

植物科屬：芸香科柑橘屬

萃取部位：果皮

萃取方式：壓榨、精餾

氣味形容：纖細、優美、甘甜、微酸恰到好處，愉悅、富有花與果的重疊氣息

主要產地：義大利

# 佛手柑

## 代表成分：

| | | | |
|---|---|---|---|
| 檸檬烯 | 35%～46% | 乙酸沉香酯 | 22%～26% |
| 沉香醇 | 15%～23% | γ- 萜品烯 | 5%～7% |
| β- 松油烯 | 3.5%～5% | 對傘花烴 | 0.2%～1.3% |
| α- 萜品醇 | 0.2%～0.9% | 月桂烯 | 0.8%～1.2% |
| α- 松油烯 | 0.8%～1% | 檜烯 | 0.6%～0.8% |
| 乙酸橙花酯 | 0.1%～0.5% | 乙酸牻牛兒酯 | 0.1%～0.5% |

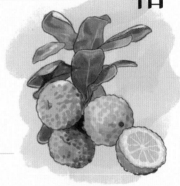

## 生理功效：

- 疏肝解鬱，適合經常薰香
- 緩解氣滯造成的胸脅脹滿、悶痛
- 行氣和中，緩解腹脹，改善消化不良、腹部絞痛
- 改善神經性厭食症或暴食症，平衡食欲
- 輔助治療尿道感染、膀胱炎等泌尿系統感染
- 緩解壓力、焦慮引發的皮膚及身體問題
- 平衡油脂、改善痘肌及脂漏性皮膚炎
- 淨化空氣，祛除體味
- 改善性冷淡，壓力焦慮造成的性生活障礙
- 對女性生殖系統具親和力，溫和抗菌，改善婦科炎症
- 抗病菌，治療單純皰疹病毒

### 心理功效：

抗憂鬱、焦慮、抑鬱，打開心結，回歸自性圓滿的智慧。

目前世界上 90% 的佛手柑來源於義大利卡拉布里亞（Calabria）地區，佛手柑喜歡充足的陽光，冬季開花，花朵是白色的，果實呈梨形，不大，果實未成熟時呈綠色，成熟後呈黃色。

佛手柑原產於義大利的貝爾加莫托（Bergamotto）鎮，因此英文名亦來源於此。對於其祖先起源，有研究發現可能是檸檬與苦橙的雜交品種，它的酸味沒有檸檬這麼強烈，也沒有苦橙的苦味，卻保留了甘味，這或許就是雜交優育的魅力。芸香科裡，當屬佛手柑精油的氣味最纖細，最優美，甘甜微酸，恰到好處，有一種完美平衡的分寸感。就像足夠聰明卻選擇善良，足夠幽默卻毫無油膩，足夠敏銳又心懷包容的個性特質，這種分寸感，讓佛手柑的氣息顯得特別珍貴。或許這也是為什麼伯爵紅茶加入佛手柑的香氣後，成了經典茶品，流傳至今仍然是暢銷品種。

義大利是對美食頗有追求與造詣的國家，佛手柑纖細又富有層次感的香氣，就如同這個國家的美食一樣，令人迷戀。在義大利的傳統中，常用佛手柑來緩解消化道問題，可見佛手柑精油對脾胃系統有著高度親和性。

佛手柑精油如果用壓榨法萃取，會有較強的光敏性，這是它唯一的缺點，不過現在可以買到真空精餾（Vacuum Distilled）的去光敏化合物佛手柑精油，這種精油會標示 FCF（Furo Coumarin Free）或Bergapten Free，去光敏化合物後可參考指標是光敏化合物 < 15 ppm。如果用於皮膚護理，選擇去光敏化合物的精油會方便很多，但如果用於心靈療癒，仍然建議使用未去光敏化合物的佛手柑精油來薰香，因為它具有更完整的天然化合物結構，效果更好。

佛手柑大多數是由黃色成熟果實萃取，少數商家也銷售未成熟的綠色果實萃取精油，相較之下，黃色果實氣味更甜美，對神經系統更

友好。

　　佛手柑精油相較其它芸香科精油，成分更複雜，除單萜烯，還有高比例的酯類、醇類，這是非常珍貴的，讓佛手柑放鬆的效果更好，同時也更親膚。

　　佛手柑精油和其它柑橘類精油一樣，建議置於冰箱保存。

英文名：Key Lime

拉丁名：*Citrus aurantiifolia*

植物科屬：芸香科柑橘屬

萃取部位：果皮

萃取方式：壓榨、蒸餾

氣味形容：酸中帶甜，酸味圓潤，帶花香調，氣味豐富有層次

主要產地：墨西哥、斯里蘭卡

# 萊姆

## 代表成分：

壓榨法萃取的萊姆精油代表成分：

| | | | |
|---|---|---|---|
| 檸檬烯 | 58%～60% | γ-萜品烯 | 13%～14% |
| β-松油烯 | 11%～12% | α-松油烯 | 2%～3% |
| 檜烯 | 1%～2% | 月桂烯 | 1.5% |
| 牻牛兒醛 | 1%～1.5% | 橙花醛 | 0.8%～1% |
| α-反式-佛手柑烯 | 1% | β-沒藥烯 | 1.5% |
| β-丁香油烴 | 0.4%～0.6% | 乙酸橙花酯 | 0.6%～0.8% |
| 異松油烯 | 0.6% | α-側柏烯 | 0.6% |

蒸餾法萃取的萊姆精油代表成分：

| | | | |
|---|---|---|---|
| 檸檬烯 | 41%～43% | γ-萜品烯 | 16%～18% |
| 異松油烯 | 10%～12% | α-萜品醇 | 6%～8% |
| α-萜品烯 | 3%～4% | β-松油烯 | 3%～4% |
| 1,8-桉油醇 | 2%～3% | 1,4-桉油醇 | 2%～3% |
| α-松油烯 | 1%～2% | 月桂烯 | 1%～1.5% |
| 對傘花烴 | 0.8%～1.2% | 沒藥烯 | 0.8% |
| 樟烯 | 0.6% | γ-萜品醇 | 0.5% |

## 生理功效：

• 解毒，醒酒護肝，疏肝理氣

• 有助調理三高體質

• 促進消化，緩解腸道痙攣

• 提升食欲，改善神經性厭食症

• 增強免疫力，適合病房或久病初癒的家居薰香

• 促進循環系統，緩解風濕疼痛

• 收斂油脂分泌，改善油性皮膚和頭皮

• 適合同時有呼吸道及腸胃不適症狀的感冒

• 淡化疤痕及斑點，提亮膚色

• 對於外傷，有一定的止血效果

### 心理功效：

讓疲憊的心得到慰藉，恢復信心，激發創造力。

萊姆在中國植物志中的學名是來檬，俗稱綠檬，原產於東印度群島，隨後傳入南美洲和歐洲，現在主產國是墨西哥。萊姆為小喬木，喜歡日曬充足的環境，花朵是白色的，果實為橢圓形、圓球形或倒卵形，比檸檬小，果頂有乳頭狀短突尖，果皮薄，平滑，花期為 3～5 月，果期 9～10 月。萊姆的品種眾多，大部分萊姆由菲律賓橘（Citrus micrantha）、香櫞（Citrus medica）、苦橙（Citrus aurantium）、檸檬（Citrus limon）雜交而生。常用萊姆精油的品種有：

- ・墨西哥萊姆（Citrus aurantifolia Key Lime），由菲律賓橘和香櫞雜交而生。
- ・甜萊姆（Citrus limetta Sweet Lime），由香櫞和苦橙雜交而生，和檸檬同源。
- ・波斯萊姆（Citrus latifolia Persian Lime），由菲律賓橘、香櫞和檸檬雜交而生。

　　這三種萊姆以墨西哥萊姆最為常見，精油也大多是萃取於此品種。

　　在十九世紀，英國水手依靠飲用萊姆果汁來防止壞血病，因此，英國水手還被稱為 Limey。

　　萊姆精油的酸味聞上去很圓潤，即便不喜歡酸味的人也能接受，它的甜味不如甜橙精油，酸味不如檸檬精油，處於中間值，又兼而有之，氣味親近嗅覺，很特別的是萊姆精油還含有一絲花香調，無論單獨薰香，還是配合花、果、木類精油薰香，都有不俗的表現。

萊姆精油有兩種萃取法，壓榨法萃取的萊姆精油氣味比較接近真實果皮聞到的香氣，蒸餾法萃取的萊姆精油氣味會比較特別，上揚度很高，沒那麼清新。壓榨法萃取的萊姆精油有光敏性，蒸餾法萃取的萊姆精油光敏性下降很多，只有輕度的光敏性，含有酯類的成分，放鬆效果更好，也更不容易氧化。但兩種萃取法的萊姆精油，都建議放入冰箱保存。

英文名：Lemon

拉丁名：*Citrus limon ／ Citrus limonum*

植物科屬：芸香科柑橘屬

萃取部位：果皮

萃取方式：壓榨、蒸餾

氣味形容：酸酸的果香味，清新、怡人

主要產地：義大利、巴西

# 檸檬

## 代表成分：

| | | | |
|---|---|---|---|
| 檸檬烯 | 53%～66% | β - 松油烯 | 13%～18% |
| γ - 萜品烯 | 9%～16% | α - 松油烯 | 2%～4% |
| 檜烯 | 2%～3% | 月桂烯 | 1.5%～2.5% |
| 牻牛兒醛 | 1%～1.5% | α - 側柏烯 | 0.4%～1% |
| 橙花醛 | 0.6%～0.9% | 異松油烯 | 0.2%～0.4% |
| 沒藥烯 | 0.5% | α - 反式 - 佛手柑烯 | 0.1%～0.3% |

## 生理功效：

- 疏肝，利肝膽，促進膽汁分泌
- 平衡身體酸鹼值，調順肝臟功能
- 溫和的解毒劑，淨化血液
- 降血壓，改善動脈粥狀硬化
- 促進循環，改善靜脈曲張
- 利尿，幫助排出尿酸
- 緩解風濕、痛風、關節炎
- 中和胃酸，緩解胃酸過多
- 促進消化，增進食欲，緩解脹氣

- 強力殺菌抗感染，淨化空氣
- 預防流行性感冒、支氣管炎、抗病毒
- 美白淡斑，收斂油脂分泌
- 輕微外傷時，可用檸檬精油止血
- 提振精神，使頭腦清明

### 心理功效：

澄淨思緒，煥然一新，恢復理性。

　　研究認為檸檬是香櫞和苦橙雜交而生，和前面所提到的甜萊姆未作明顯區分。原產於印度東北部，現在主產區在義大利。檸檬為常綠

小喬木，嫩葉及花芽是暗紫紅色，葉爲卵形或橢圓形，花瓣外面是淡紫紅色，內面是白色，芸香科柑橘屬植物大多數花朵爲白色，這一點檸檬比較特別，果實皮厚，爲檸檬黃色。

早在古希臘與古羅馬時期，人們就已廣泛使用檸檬，不僅食用，還會用來薰香衣物，並作爲驅蟲劑。1698 年，雷梅里在其藥物著作中論及檸檬，認爲檸檬可以助消化，消脹氣，清血。

檸檬對大家來說並不陌生，感冒時，喝一杯檸檬水，可以幫助緩解感冒症狀，追求美白的人也喜歡喝檸檬汁、檸檬水。不過，檸檬汁的成分和檸檬精油並不完全相同。中醫經方裡的桂枝湯是用來處理惡寒惡風表虛自汗，可能伴有頭項強痛和發熱等症狀，藥方對於普通人來說不易應用，有一個簡化版的食療方：生薑檸檬紅糖水，可以用來處理一般的風寒感冒。

檸檬本身是酸味明顯的水果，在被消化的過程中，會產生鹼性物質，因此可以中和胃酸，反而可以緩解胃酸過多。

在過去，檸檬只有壓榨萃取法獲得的精油，現代工藝中，也有用蒸餾法萃取的檸檬精油，不過，兩種萃取法獲得的精油都有光敏性，其中壓榨法萃取的光敏化合物 < 5000 毫克／公升，蒸餾法萃取的光敏化合物 < 50 毫克／公升，雖然蒸餾法數值降低很多，但仍然需要避光使用。蒸餾萃取法獲得的檸檬精油，氣味沒有那麼酸，更加柔和，酯類成分可能略微多於壓榨萃取法，但含量都低於 1%，所以表現並不明顯，大類的化合物含量相差不多。

檸檬在芸香科柑橘屬植物中很特別的一點是，它的花蕾是淺紫紅

色，你可以想像它是入血分的，在西方的運用經驗中，檸檬也可以淨化血液，清血養肝。

　　檸檬精油較少作為美白精油來使用，原因是它的光敏性，導致護膚方面不易使用。檸檬精油也建議放在冰箱保存。

英文名：Sweet Orange

拉丁名：*Citrus sinensis*

植物科屬：芸香科柑橘屬

萃取部位：果皮

萃取方式：壓榨

氣味形容：甜美、圓潤、溫暖，充滿陽光的氣息

主要產地：美國、巴西、墨西哥

# 甜橙

## 代表成分：

| 檸檬烯 | 92%～96% | 月桂烯 | 1%～2% |
| 沉香醇 | 0.3%～0.6% | 檜烯 | 0.2%～0.5% |
| α‑松油烯 | 0.5% | 癸醛 | 0.1%～0.3% |

## 生理功效：

- 疏肝行氣，散結通乳
- 理氣寬中，行滯除脹，適合胸脅氣滯，脹滿疼痛
- 刺激膽汁分泌，幫助代謝脂肪
- 安撫脾胃，消食化積，解酒
- 雙向調理腹瀉、便秘，適合長期慢性脾胃問題調理
- 增進食欲，改善厭食症，尤其是心因性厭食
- 促進腸道蠕動，緩解脹氣
- 行氣化痰，改善痰飲內停
- 有助改善胃下垂，脫肛，子宮脫垂
- 愉悅心情，改善失眠
- 幫助肌膚膠原蛋白生成，促進細胞新生

## 心理功效：

溫和鎮定，抗抑鬱，疏散陰霾，帶來愉悅的心情，鼓舞積極樂觀的心態。

　　甜橙又稱為臍橙，香橙，喜歡溫暖濕潤的氣候，耐寒力一般，需水量大，不耐乾旱，為小喬木，樹高約 5 公尺，葉片為橢圓形，花為白色，果實為球形或橢圓形，橙黃至橙紅色。花期為 3～5 月，果期為 10～12 月，遲熟品種至次年 2～4 月。

甜橙原產於中國南方，約在1520年由葡萄牙人將甜橙引入歐洲，約1565年又從歐洲引入美洲、北非和澳大利亞。在中國，甜橙栽培史可追溯到西元2～3世紀，在《東觀漢記》及《南方草木狀》記載，現在中國南方大量種植，主要用於食品經濟。甜橙精油主要產於北美。

甜橙精油也是很常用的精油，它的氣味非常討喜，幾乎沒有人不喜歡，功效全面，價格也不高，非常溫和，很適合給老人和兒童使用，如果小朋友睡眠不好，可以用甜橙來薰香。

《本草綱目》中有記載「橙皮，苦、辛，溫，無毒。散腸胃惡氣，消食下氣，去胃中浮風氣。」比較有意思的是，裡頭還記載了橙核可以治療面部粉刺。

甜橙精油的功效可以參考中藥枳殼，雖然來源並不完全相同，但比較接近值得參照。枳殼常與枳實相比，枳實是整粒的果實，有行氣破氣的功效，且果實越小越強效，常用於氣鬱導致的胸脅脹痛、腹痛等實證。枳實在古代用的是枸橘的幼果，現代經過很多變種，也會用酸橙、甜橙的幼果，有破氣消積、化痰除痞的功效；枳殼用的是酸橙、香櫞等芸香科植物接近成熟果實（去瓤），作用比枳實更緩和，以行氣寬中除脹為主。精油所用的甜橙果實，是成熟後的果皮壓榨萃取，所以更接近枳殼功效，西方芳療對於甜橙精油的應用歷史，也多用於處理脾胃問題，如脹氣、消化不良、厭食、肥胖、腹瀉、便秘等，可以看出甜橙具有雙向調節性，可以理順脾胃功能，回歸平衡與健康。

甜橙精油具有光敏性，使用後注意避光，宜放入冰箱保存。

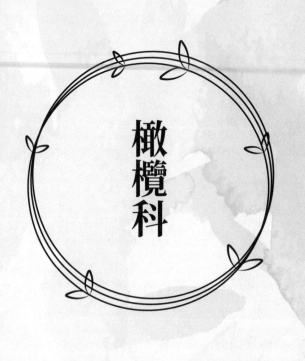

橄欖科

英文名：Frankincense

拉丁名：*Boswellia carteri*／

*Boswellia serrata*／*Boswellia*

*frereana*／*Boswellia sacra*

植物科屬：橄欖科乳香屬

萃取部位：樹脂

萃取方式：蒸餾、超臨界二氧

化碳流體萃取

氣味形容：悠遠、沉靜、純粹

的樹脂甜香

主要產地：阿曼、索馬里、印

度、衣索比亞

# 乳香

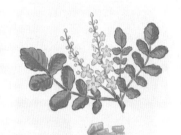

## 代表成分：

蒸餾法萃取不同亞種乳香精油的成分對比：

| 成分 | Boswellia sacra | Boswellia carteri | Boswellia frereana |
|---|---|---|---|
| α-松油烯 | 66% | 42%～45% | 43% |
| α-側柏烯 | 0.6% | 6%～11% | 24% |
| 檸檬烯 | 5% | 16% | 1% |
| 檜烯 | 5% | 7% | 5% |
| 樟烯 | 4% | 1% | 1.5% |
| β-松油烯 | 2.6% | 1.6%～3.5% | 2.6% |
| 1,8-桉油醇 | 0.6% | 0.2% | 1.5% |
| δ3-蒈烯 | 1.8% | 1% | 0% |
| 月桂烯 | 1.6% | 6% | 1% |
| 對傘花烴 | 1.4% | 5% | 5.5% |
| 水芹烯 | 1.2% | 1.5% | 0.7% |
| 馬鞭草酮烯醇 | 0.6% | 0.7% | 0.8% |
| 松香芹醇 | 0.5% | 0.5% | 0.3% |
| 萜品烯-4-醇 | 0.2% | 0.6% | 5% |
| 乙酸龍腦酯 | 0.3% | 0.2% | 0.6% |
| 萜品烯 | 0.4% | 0.3% | 1% |

超臨界二氧化碳流體萃取不同亞種乳香精油的成分對比：

| 成分 | Boswellia serrata | Boswellia carteri |
|---|---|---|
| α- 松油烯 | 6% | 40% |
| α- 側柏烯 | 60%～65% | 5% |
| 檸檬烯 | 2.5% | 10% |
| 檜烯 | 4.5% | 4.2% |
| δ 3- 蒈烯 | 2.6% | 0.8% |
| 對傘花烴 | 2.4% | 2.5% |
| 月桂烯 | 2.4% | 6% |
| 甲基醚薑黃酚 | 1.7% | 0% |
| 萜品烯 -4- 醇 | 1% | 0.1% |
| 水芹烯 | 0.6% | 2.4% |
| 醋酸烯丙酯 | 0% | 1.5% |
| 綠花醇 | 0% | 1.2% |
| 馬鞭草酮烯醇 | 0.1% | 1% |

## 生理功效：

- 對肺部有補益作用，可以讓呼吸變慢、變勻、變長、變深
- 清肺，輔助治療呼吸道黏膜炎，如鼻炎、支氣管炎等
- 有效的肺部殺菌劑，輔助治療肺炎
- 雙向調節，可處理痰咳及乾咳
- 激勵免疫系統，提升肺部功能
- 舒緩痙攣，放鬆氣管，治療氣喘
- 通經活絡，通行十二經，是廣泛的配伍用油
- 祛風伸筋，治療關節炎、關節腫痛
- 調氣活血止痛，治療各類肌肉酸痛，消腫生肌
- 有益生殖泌尿系統，輔助治療膀胱炎、腎炎、陰道感染等

- 對子宮有補益作用，改善經血過量
- 有助產婦分娩，也能緩解產後憂鬱症
- 賜予老化皮膚新生的力量，回春的護膚聖品
- 撫平皺紋，恢復彈性，改善肌膚鬆弛
- 深度滋養乾燥肌膚，補水效果卓越
- 淡化疤痕、妊娠紋，用於處理外傷及瘡傷
- 治療濕疹、皮炎、龜裂等皮膚問題
- 滋補神經，改善失眠、焦慮、狂躁

### 心理功效：

提升能量層面、靜生定、定生慧，洞見超越人性的靈魂之光。

乳香樹高通常為 2 ～ 8 公尺，樹皮外有乳白色的紙樣皮，易於剝落，花朵是黃白色，在 8 ～ 10 歲可以開始產生樹脂，在樹幹上做一個切口，樹脂慢慢滲出，接觸空氣後會慢慢變硬，乳香精油是萃取於乳香樹脂。

乳香精油是一個非常複雜、多樣化的精油，除了要注意科屬資訊，還要關注產地、萃取方法，人工種植還是野生採收，這些都會影響精油的天然化合物結構，從而帶來不一樣的功效。購買時要從需求出發，多方面綜合考慮適合的品種、產地、栽種方式與萃取方法，較常見的乳香精油出自以下幾種：

| | |
|---|---|
| Boswellia sacra（阿曼） | 阿拉伯乳香，具有溫暖、略帶辛辣、甜味的樹脂香氣，是最受歡迎和最具治療性的乳香精油。 |
| Boswellia carteri（索馬里） | 索馬里乳香，從索馬里的岩石海岸收穫，樹脂混合松香的氣味，是常見的乳香精油品種。 |
| Boswellia frereana（索馬里） | 高海拔梅迪 Maydi 乳香，散發強烈的樹脂和香料混合氣味，略帶柑橘味，被稱為是乳香之王。 |
| Boswellia serrata（印度） | 齒葉乳香，為野生收穫，又稱為奧利巴南 Olibanum 乳香或印度乳香，氣味混合檸檬、柑橘、松樹與樹脂香味，被認為是氣味最豐富、最細緻的乳香精油。 |
| Boswellia papyrifera（衣索比亞） | 紙皮乳香，為野生收穫，有著細膩的柑橘混合樹脂的氣味。 |
| Boswellia rvae（衣索比亞） | 歐加登 Ogaden 乳香，為野生收穫，有著複雜、柔軟、木質混合樹脂的氣息，抗菌力佳。 |
| Boswellia neglecta（肯亞） | 野乳香，從稀有的黑乳香樹脂 Black frankincense resin 中萃取出來，有香料的甜味和樹脂香味，還混合一絲泥土和輕微潮腐物質的氣味。 |

人類使用乳香的歷史非常悠久，無論是中國，還是古希臘、古羅馬、古印度、古埃及、古希伯來都有運用乳香的歷史，而且都將乳香與神聖聯繫在一起，常在神殿、寺廟、祭壇使用，聖經中也提到乳香是獻給耶穌的三件禮物之一，另兩件是黃金與沒藥。在古代，乳香幾乎如黃金般貴重，有著極高的地位，無論是埃及法老王圖坦卡蒙陵墓的陶罐中，還是古老的木乃伊中，都發現乳香的存在，被埃及人稱為「神的汗液」。古希臘國醫迪奧斯寇里德認為，乳香可以治療皮膚病、肺炎。十六世紀的外科醫師巴瑞認為，乳香可以止血，修復疤痕。

乳香也是一味很重要的香藥和中藥，《本草新編》中記載「乳香，味辛、苦，氣溫，陽也，無毒。入脾、肺、心、肝、腎五臟。療諸般惡瘡及風水腫毒，定諸經卒痛並心腹急疼。亦入散膏，止痛長肉。更催生產，且理風邪，內外科皆可用。大約內治止痛，實為聖藥，研末調服尤神。」

《本草從新》中記載「乳香，苦，溫。辛香善竄。入心。通行十二經。能去風伸筋，調氣活血，托裡護心。生肌止痛。心腹諸痛，口噤耳聾，癰疽瘡腫，產難折傷。亦治癲狂，止瀉痢。瘡疽已潰勿服，膿多勿敷。」李時珍認為乳香香竄，能入心經，活血定痛，可用於心腹痛；《素問》云：「諸痛癢瘡瘍，皆屬心火是矣。」乳香能托毒外出，消腫生肌，所以常用於治療癰疽瘡瘍。在產科方面，則多取其活血之功，用於處理瘀血相關的問題。乳香還能通經絡、伸筋、行氣化瘀，適合處理跌打損傷及現代人常見的腰頸椎問題。

乳香精油的功效非常廣泛，是不可多得的優質精油，不僅能調理

身體機能，對於心理及精神方面的功效也不容忽視。在應對呼吸道問題時，乳香精油具有雙向調節的功效，在痰液多的時候能有助消痰，在黏膜乾燥的時候又能修復復並保護黏膜，所以對痰咳和乾咳均有治療功效。乳香精油在生病時可以療疾，在健康時能夠補益肺部，在提升肺部功能方面表現卓越。除此之外，乳香精油對皮膚也非常有好處，無論是熟齡肌的保養還是問題肌膚的療癒，都能呈現讓人驚喜的功效，是很常用的一款精油。

不過，令人悲傷的是，乳香的生態也在面臨嚴峻的考驗，尤其是衣索比亞（Ethiopia），2011 年曾有調查研究顯示，此地區的乳香樹每年有多達 7% 的樹木死亡，其中 85% 被長角甲蟲的侵襲，而新樹苗又不能好好的存活下來，因為毫無管制的放牧，牛群會把樹苗吃掉，只有 2% 的新樹苗可以存活下來，預計未來 50 年乳香樹的數量將下降 90%。此類調查研究引起了當地政府和一些環保組織的重視，2019 年有報導稱，人們正在著手制訂計畫，拯救這些珍稀的乳香樹，不過時至今日，還是很難購買到衣索比亞出產的乳香精油，希望未來能加大保護、合理採收，逐漸改善這種局面。

阿曼是乳香的另一大產區，乳香精油的品質非常好，這裡出產的乳香樹脂，從透明到深琥珀色都有，比較特別是綠乳香，是更加珍稀的品種，現在也能購買到綠乳香精油，氣味更加豐富迷人，有淡淡的柑橘與松香氣息。

乳香精油是可以長時間存放的精油，品質好的精油存放時間越久，氣味越醇，品質越高，乳香有活血功效，孕期需避免使用。

英文名：Myrrh

拉丁名：*Commiphora myrrha*

植物科屬：橄欖科沒藥屬

萃取部位：樹脂

萃取方式：蒸餾、超臨界二氧化碳流體萃取

氣味形容：深沉、悠遠、內斂的樹脂甘香

主要產地：索馬里、衣索比亞

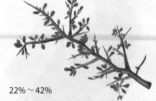

沒藥

## 代表成分：

| | | | |
|---|---|---|---|
| 呋喃桉葉 1,3- 二烯 | 25%～40% | 莪蒁烯 | 22%～42% |
| 烏藥根烯 | 4%～14% | 甲氧基 - 三甲基 - 四氫環呋喃 | 2%～8% |
| 檀香烯 | 5%～7% | 大根老鸛草烯（A/B/D） | 3%～6% |
| 乙酸檀香酯 | 1%～2% | 表 - α - 杜松醇 | 0.1%～1% |
| 大根老鸛草烯酮 | 0.5% | 丁香油烴 | 0.4% |

## 生理功效：

- 活血止痛，消腫生肌，破血行瘀
- 感冒期間緩解喉嚨痛，袪痰止咳，有乾化收斂的效果
- 輔助治療胸腔感染，鼻喉黏膜炎，慢性支氣管炎
- 能刺激白血球，激勵免疫系統
- 抗真菌，改善陰道炎，尤其是念珠菌引發的陰道炎
- 輔助治療婦科炎症、經血過少，有通經效果
- 調順腸道功能，有助改善腹瀉、減輕胃酸
- 收斂的特性有助改善痔瘡問題
- 促進皮膚新生，改善退化，修復皮膚受損
- 輔助治療痘肌，防止交叉感染，修復痘疤痘坑

- 輔助治療濕疹與皮炎，尤其是流湯的濕疹
- 防止腳跟和手部的龜裂，幫助癒合傷口
- 抗真菌，輔助治療腳氣，使足部乾爽
- 改善甲狀腺功能亢進
- 輔助治療口腔潰瘍與牙齦炎等口腔疾病，改善口臭
- 有一定的抑制性欲效果
- 作爲定香劑，常用於調香時的低音定香油

### 心理功效：

強化信念，提升靈性，突破認知局限，退一步從而換位思考。

沒藥原產於阿拉伯半島（阿曼、葉門）和非洲（吉布地、衣索比亞、索馬里、肯亞），樹身上有很多刺，可以長到大約 4 公尺高，生長在海拔 250～1300 公尺的區域，耐乾旱。精油萃取於樹脂。

沒藥和乳香一樣，運用歷史非常悠久，也常用於宗教儀式中，古埃及人在他們的太陽儀式中就會焚燒沒藥，在木乃伊中也會使用沒藥，埃及著名香水 Kyphi 也含有沒藥成分，埃及豔后則用沒藥作為青春永駐的保養品。《聖經》中提到沒藥被用來為女性淨身；當耶穌被釘在十字架上時，信徒將混合沒藥的酒遞給耶穌，以期望能減輕他的痛楚。傳說沒藥如同「聖母瑪麗亞的寶血」，在古羅馬戰場上，士兵也會用沒藥來為傷口止血、防止感染、促進癒合。

沒藥被認為是癒創良藥。後世很多香膏都有加入沒藥。1608 年紀伯在《良藥》（Medecin Charitable）中記載：「沒藥能讓身體暖和，同時有乾燥、清潔與強化的作用，能治療陳年的咳嗽，調理月經推遲，是一味良藥。」1765 年卡特瑟在《Matiere Medicale》中記載沒藥治療蛀牙與皮膚潰瘍等皮膚病的效果。

沒藥又稱為末藥，李中梓在《雷公炮製藥性解》中記載沒藥「味苦辛，性平，無毒，入十二經。主破癥結宿血，止痛，療金瘡、杖瘡、痔瘡、諸惡腫毒、跌打損傷、目中翳暈、歷節諸風、骨節疼痛，制同乳香。沒藥與乳香同功，大抵血滯則氣壅淤，氣壅淤則經絡滿急，故痛且腫，得沒藥以宣通氣血，宜其治也。」《本草從新》中記載沒藥「苦，平，入十二經。散結氣，通滯血，消腫定痛，生肌。治金瘡杖瘡，惡瘡痔漏，翳暈目赤，產後血氣痛。破癥墮胎。諸痛不由血瘀而

由血虛，產後惡露去多，腹中虛痛，癥疽已潰，法當咸禁。」

　　沒藥與乳香在中醫藥的運用上有相似的地方，均通行十二經，適合跌打損傷，瘀滯疼痛，癥疽瘡腫，可消腫生肌止痛，常常兩者配伍使用。區別在於乳香偏於活血伸筋，治療痹證多用。沒藥偏於散瘀定痛，治療血瘀多用。

　　沒藥也有用超臨界二氧化碳流體萃取法獲得的精油，成分及含量大約為：異烏藥根烯 37%，莪述烯 12%，烏藥根烯 14%，與蒸餾法萃取的精油成分構成有所差異，芳療配方中常用蒸餾法萃取的沒藥精油，抗炎效果好；超臨界二氧化碳流體萃取的沒藥精油，行散力較強，品質也非常好，氣味更加純淨，價格更高一些。孕期及哺乳期需避免使用沒藥。

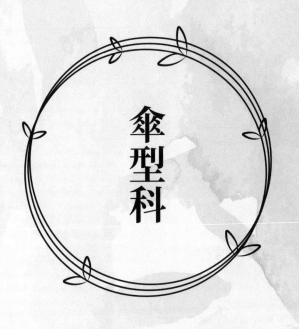

傘型科

英文名：Sweet Fennel

拉丁名：*Foeniculum vulgare*

植物科屬：傘形科茴香屬

萃取部位：種子

萃取方式：蒸餾

氣味形容：香料八角氣味加上淡淡的甜香

主要產地：埃及、匈牙利

# 甜茴香

## 代表成分：

| | | | |
|---|---|---|---|
| 反式洋茴香腦 | 72%～81% | 檸檬烯 | 5%～10% |
| α-松油烯 | 5%～9% | 甲基醚蔞黃酚 | 1%～4% |
| 茴香酮 | 1%～3% | β-松油烯 | 1%～2.5% |
| β-月桂烯 | 1%～1.5% | β-水芹烯 | 1%～2% |

## 生理功效：

- 祛風祛痰，散寒止痛，調中和胃，改善脘腹虛寒造成的問題
- 撫順腸道平滑肌，增進腸道蠕動，改善消化功能紊亂
- 改善便秘（寒性）、結腸炎、胃酸過多、胃炎
- 助消化，行氣下氣，減少脹氣、腹絞痛、打嗝、反胃、噁心、消化不良
- 疏肝理氣、溫腎祛寒、止痛
- 絕佳的身體淨化油，幫助身體排除廢物
- 消除體內因過度飲食及飲酒累積的毒素
- 傳統認為解毒效果好，有助消解蛇蟲咬後的毒素
- 強利尿，改善體液滯留，改善水腫，經期水腫
- 促進循環，有助減輕體重
- 輔助治療蜂窩性組織炎及靜脈曲張
- 輔助治療尿道感染，預防腎結石
- 對痛風效果好，輔助治療風濕關節痛
- 抗肌肉痙攣，略帶麻醉性故有止痛效果，改善腰痛、肌肉酸痛
- 類雌激素功效，提升生殖系統機能，調理月經週期
- 改善經血不足、停經、痛經、經前症候群
- 改善更年期症狀，治療早更，養護子宮
- 有助改善性冷淡
- 促進泌乳，增加泌乳量
- 活化女性激素，使胸部豐滿有彈性
- 強化心血管，有助改善心悸
- 能抗痙攣，改善咳嗽、支氣管炎、氣喘
- 緩解新生兒腸絞痛，脹氣
- 用以漱口，可以改善牙齦發炎

## 心理功效：

保持自我強大的能量，避免過多受到外界干擾。

甜茴香在中國植物志中的學名是茴香，又稱為小茴香、懷香、北茴香、松梢菜、川穀香、西小茴，為多年生草本植物，原產於地中海沿岸，現在生長於世界許多地方，特別喜歡海岸或河岸附近的乾燥土壤，開黃色花，葉片非常細，是一種強健的植物，花期 5～6 月，果期 7～9 月。

印度人及埃及人很早就知道茴香的藥用價值；希臘人認為茴香可以減肥；羅馬人將茴香當作絕佳的利尿劑，還會用茴香製作飯後糕點，幫助消化。迪奧斯寇里德與希波克拉底一致認為茴香能促進泌乳；十九世紀的醫師卡辛、波達、波譚認為茴香是補身劑、健胃品、催乳劑、通經藥與祛脹氣劑；勒克雷爾醫師與摩利夫人用茴香治療痛風及風濕病。

甜茴香精油的功效可以參考中藥（小）茴香，是同科屬植物，《本草匯言》中記載茴香「溫中快氣之藥也。方龍潭曰：此藥辛香發散，甘平和胃，故《唐本草》善主一切諸氣，如心腹冷氣，暴疼心氣，嘔逆胃氣，腰腎虛氣，寒濕腳氣，小腹弦氣，膀胱水氣，陰癩疝氣，陰汗濕氣，陰子冷氣，陰腫木氣，陰脹滯氣。其溫中散寒，立行諸氣，及小腹少腹至陰之分之要品也。」臨床配伍暖肝溫骨、行氣止痛藥治寒疝少腹作痛；或配合乾薑、木香等藥治胃寒嘔吐食少、脘腹脹痛。

《雷公炮製藥注解》記載「茴香，味辛甘，性溫，無毒，入心、脾、膀胱三經。主一切臭氣、腎臟虛寒、癩疝腫痛及蛇咬傷，調中止嘔，下氣寬胸。」《本草綱目》記載茴香「可補命門不足，暖丹田。」總結而言，茴香主要用於散寒止痛，理氣和胃，溫補腎陽。

很多時候，東西方自然療法對草藥的運用有許多相似之處，所謂天下大同，人們對於自然的理解和經驗總結往往是相通的。

在西方草藥運用歷史中，人們會用茴香茶幫助產婦下奶，效果很好，所以一直沿用至今，也適合用來處理新生兒腸絞痛等問題，媽媽通過服用茴香茶或有機茴香純露，一方面可以促進乳汁分泌，另一方面通過哺乳有助寶寶消化。

近代研究發現，茴香精油所含的洋茴香腦這種醚類成分，具有增加身體中雌激素活性的功效，而且天然的成分並不像人造雌激素那樣強效干擾人體內分泌系統，茴香精油本身並不是雌激素補充劑，它只是間接影響身體本身對於雌激素的分泌與平衡。

購買甜茴香精油時，注意不要與苦茴香或洋茴香精油混淆，前者含有艾草醚，主要用於香料與食品加工行業，後者含有90%以上的洋茴香腦，效果很強烈，較難把控安全劑量，所以並不多見。甜茴香精油因為有通經效果，所以不建議孕婦使用。

英文名：Angelica

拉丁名：*Angelica archangelica*

植物科屬：傘形科當歸屬

萃取部位：根部

萃取方式：蒸餾、超臨界二氧化碳流體萃取

氣味形容：中藥與種子混合的充滿能量的強壯氣味

主要產地：法國、匈牙利、英國、德國

# 歐白芷

## 代表成分：

**蒸餾萃取根部精油：**

| | | | |
|---|---|---|---|
| α- 松油烯 | 20%～30% | δ 3- 蒈烯 | 13%～17% |
| α- 水芹烯 | 7%～16% | 檸檬烯 | 7%～12% |
| 羅勒烯 | 4%～8% | 檜烯 | 4%～7% |
| 月桂烯 | 3%～7% | β- 松油烯 | 1%～8% |
| 萜品烯 | 1.8%～3.5% | 對傘花烴 | 1%～4% |
| 異松油烯 | 1%～2% | 萜品烯 -4- 醇 | 0.1%～0.9% |
| 蛇床子素 | 0.01%～0.2% | α- 葎草烯 | 0.2%～0.5% |

**超臨界二氧化碳流體萃取根部精油：**

| | | | |
|---|---|---|---|
| 蛇床子素 | 21%～23% | α- 松油烯 | 17%～19% |
| α- 水芹烯 | 11%～12% | δ 3- 蒈烯 | 7%～8% |
| 檜烯 | 3%～4% | 對傘花烴 | 3%～4% |
| 月桂烯 | 3%～3.5% | 羅勒烯 | 4%～5% |
| α- 古巴烯 | 2%～3% | 乙酸烯丙酯 | 2% |
| α- 葎草烯 | 1%～2% | β- 松油烯 | 1% |
| 大根老鸛草烯 | 1% | 沒藥烯 | 0.8% |

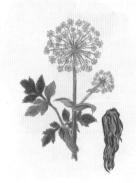

## 生理功效：

- 益腎補氣血，強身，有助氣血循環
- 促進雌激素生成，規律經期，通經，減輕經痛，有助改善男女不孕不育
- 與玫瑰精油同用，可補益、活化氣血，有一定的催情作用
- 改善經前症候群及更年期症狀
- 解毒利尿，促進淋巴循環，幫助肝、腎代謝
- 輔助治療尿道感染等泌尿系統感染疾病
- 對消化系統有補益作用，緩解消化不良、脹氣、反胃、胃潰瘍、腹部絞痛

- 刺激食欲，治療神經性厭食症以及壓力引發的消化問題
- 改善血虛腸燥造成的便秘問題
- 傳統認爲有祛痰功效，是肺部全方位的補品
- 有化痰功效，處理慢性支氣管炎、久咳。亦可處理乾咳
- 止痛，緩解頭痛、偏頭痛、牙痛
- 安撫中樞神經系統，有助改善睡眠障礙
- 抗凝血，有助改善血栓
- 生肌托瘡，活血消腫止痛

- 幫助尿酸代謝、改善痛風，緩解坐骨神經痛
- 處理風濕病、關節炎、體液滯留及蜂窩組織炎

**心理功效：**

緩解壓力與筋疲力盡，消除失望、甚至絕望的負面情緒，使身心平衡，重現生機、勇氣與動力。

　　歐白芷原產於北歐，爲多年生栽培植物，喜歡在潮濕土壤中生長，最好靠近河流或濕地。第一年只長葉子，葉的邊緣是鋸齒狀，第二年可長高至 2.5 公尺，莖粗壯，七月開花，爲小而多的球狀傘形花序，花朵散發類似蜂蜜的香味。

　　歐白芷又稱爲洋當歸、聖靈根、圓葉當歸。要特別說明的是，過去芳療界稱爲圓葉當歸的植物，拉丁名爲 Levisticum officinale，在中國植物志中的學名是歐當歸，兩者應該加以區分。自古以來，人們就知道歐白芷的神奇功效，文藝復興時代的醫學家帕拉塞爾蘇斯更是對它推崇備至，認爲它是萬靈丹，很多醫師都認爲歐白芷可以使人們避免傳染瘟疫，事實上是因爲歐白芷能補益氣血以提升正氣、抵禦邪氣。

　　中世紀的英國，歐白芷是名貴藥材，在人體虛弱、貧血或是久病初癒時，能補充精神和體力。1660 年大瘟疫時期，人們通過嚼食歐白芷莖預防感染，焚燒歐白芷種子與根莖來淨化空氣；1665 年，英國醫師學院出版的《皇家配方》，列有「歐白芷水」這味藥，建議人們服

用它以增強體質，抵抗瘟疫。十七世紀法國藥草學家認為歐白芷有發汗、補身、淨化與化痰的作用。也有醫師用歐白芷來治療厭食症。

在維多利亞時代，歐白芷葉被用於製茶，莖被製成糖果。歐洲的一些利口酒，比如夏特勒酒、伯內丁甜酒、琴酒會添加歐白芷，有點類似中國的藥酒，認為可以補身，助益消化系統。

中藥當歸來源於傘形科植物當歸 Angelica sinensis 的根。雖然歐白芷與當歸並非完全相同的植物，但為同科屬植物，且東西方的歷史運用經驗多有相似之處，因此歐白芷精油在中醫芳療中的應用可以借鑒中藥當歸的功效，當歸是含油分豐富的一味中藥，在熬煮湯藥時其油分會融於水中，發揮藥效。

《本草從新》中記載當歸「甘溫和血，辛溫散內寒，苦溫助心散寒。入心、肝、脾。為血中氣藥。治虛勞寒熱，咳逆上氣，溫瘧，瀉痢，頭痛，腰痛，心腹肢節諸痛，跌打血凝作脹，風痙無汗。痿痺癥痕，痘證癰疽瘡瘍。沖脈為病，氣逆裡急，帶脈為病，腹痛滿，腰溶溶如坐水中。及婦人諸不足，一切血證，陰虛而陽無所附者。潤腸胃，澤皮膚，去瘀生新，溫中養營，活血舒筋，排膿止痛，使氣血各有所歸，故名（當歸）。」

在中醫臨床中，當歸是補血要藥，可補血，活血，調經，止痛，因含有油分還能潤腸通便，也能處理血虛腸燥便秘。歐白芷精油最重要的功效也是補氣血，活血調經。

根部萃取的精油有強大的能量，傘形科的植物，花形像把傘一樣往外擴張，像是光芒四射的感覺，歐白芷根精油便是這樣一款精油，

可以為身體補充能量，並且得以釋放，讓生命之光熠熠閃耀。

　　歐白芷精油有兩種萃取方法，蒸餾法與超臨界二氧化碳流體萃取法，我們可以從成分表中看到，兩者最大的差別在於超臨界二氧化碳流體萃取法獲得的精油，含有更多蛇床子素，這個成分具有解痙、降血壓、抗心律失常、增強免疫力及抗菌作用。

　　歐白芷的種子和根都可以萃取精油，種子萃取的精油水茴香萜含量較高，天然化合物結構和氣味與根部萃取的精油不一樣，芳香療法一般常用根部萃取的精油，大部分精油供應商提供的也是歐白芷根精油，購買時稍加留意便可。另外歐白芷根精油具有光敏性，使用後注意避免日曬。

芫荽籽

英文名：Coriander Seed

拉丁名：*Coriandrum sativum*

植物科屬：傘形科芫荽屬

萃取部位：種子

萃取方式：蒸餾、超臨界二氧化碳流體

氣味形容：香甜、溫潤的香料和堅果香

主要產地：法國、匈牙利、保加利亞、烏克蘭

## 代表成分：

| | | | |
|---|---|---|---|
| 沉香醇 | 72%～75% | α-松油烯 | 5%～11% |
| 樟腦 | 3%～5% | 檸檬烯 | 2%～3% |
| γ-萜品烯 | 3%～5% | 對傘花烴 | 1%～3% |
| 樟烯 | 0.7%～1.5% | 月桂烯 | 0.8%～1.3% |
| β-松油烯 | 0.5% | 異松油烯 | 0.4%～0.6% |
| 乙酸牻牛兒酯 | 0.3～3% | 牻牛兒醇 | 0.2%～1.3% |

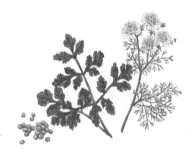

## 生理功效：

• 幫助消化，刺激食欲，治療神經性厭食症
• 祛風透疹，發散風寒，處理風寒感冒，有助退燒
• 祛痰，改善寒咳
• 刺激雌激素分泌，調順月經週期
• 輔助治療化膿性感染，消腫解毒，有助癒合傷口
• 改善粉刺面皰，幫助皮膚殺菌避免感染

• 緩解腸胃脹氣、胃絞痛、消化不良，改善口臭
• 止痛，處理風濕痛、肌肉酸痛、牙痛
• 改善神經衰弱，減輕神經痛、頭痛、偏頭痛
• 淨化肝臟，有助排除身體毒素

### 心理功效：

調節情緒異常，增強踏實與穩定感。

　　芫荽原產於南歐、北非、亞洲西南，一年或二年生草本植物，羽狀葉片，開白色或淡紫色花朵，可長至 50～100 公分，具有強烈氣

味，耐寒，球狀果實，乾燥後裂果直徑 0.3～0.5 公分，花果期為 4～11 月。

芫荽這種植物散發強烈氣味，有的人很喜歡，因此也被稱為香菜、香荽、胡荽，但古希臘人很不喜歡，覺得和臭蟲的氣味相似，因此芫荽又稱為臭蟲草，不過，這都是指芫荽葉的氣味，精油萃取自芫荽籽，氣味有著香料和堅果的香味，接受度高。

芫荽雖然又稱為香菜，但和我們吃的香菜不太相同，食材香菜很小一棵，20～30 公分，是華人廚房常備的食材，萃取精油的芫荽植株較高，可以長到 50～100 公分，會開花結果。

芫荽精油對應中藥胡荽子，早在宋代《嘉祐本草》就有記載，可見華夏民族運用胡荽的歷史悠久。胡荽來源於張騫出使西域時，將胡荽種子帶回，開始在本土種植。《本草綱目》中記載胡荽子「辛、酸，平，無毒。炒用。消穀能食。蠱毒五痔，及食肉中毒，吐下血，煮汁冷服。又以油煎，塗小兒禿瘡。發痘疹，殺魚腥。」除了種子，胡荽的帶根全草也能入藥，性味為辛、溫，主要用於開胃消食，利大小腸，通小腹氣，止頭痛，透疹，補筋脈，辟魚、肉毒。

芫荽是世界上歷史最悠久的調味料之一，古埃及人將它用於日常飲食和宗教儀式，還認為芫荽有催情的效果；芫荽也是聖經指定在逾越節吃的食物之一；印度人將芫荽用於烹飪中，認為芫荽可以治療便秘、失眠和幫助受孕，還將芫荽用於通神的咒語儀式中；希臘人認為芫荽可以助消化、祛腸胃脹氣；羅馬人將芫荽帶到英國和法國。

希臘國醫迪奧斯寇里德認為芫荽有鎮靜作用，在過去傳統用法

中，認爲芫荽有助受孕，在婦女生產時能減輕疼痛、有助順產。勒克雷爾醫生認爲芫荽能消除疲勞，摩利夫人用它治療風濕病和發燒。

在西方日常生活中，芫荽用來製造甜露酒，比如夏特勒茲酒和琴酒，有些香水中也會加入芫荽提取的香味成分。

芫荽精油有萃取自種子和葉片的精油，葉片精油是以醛類爲主要成分，功效以抗菌爲主，氣味不太討喜，相對種子萃取的精油，葉片萃取的精油對皮膚刺激更大，一般多用種子萃取的精油，購買時需留意。

| | |
|---|---|
| 英文名：Celery Seed | 萃取方式：蒸餾 |
| 拉丁名：*Apium graveolens* | 氣味形容：種子與香料的複合 |
| 植物科屬：傘形科芹屬 | 氣味 |
| 萃取部位：種子 | 主要產地：印度、法國 |

# 芹菜籽

## 代表成分：

| | | | |
|---|---|---|---|
| 檸檬烯 | 65%～70% | β-蛇床烯 | 9%～15% |
| 瑟丹酸內酯 | 4%～10% | 3-鄰苯二甲酸丁酯 | 1%～3% |
| α-蛇床烯 | 1%～2% | 月桂烯 | 1%～1.5% |
| β-松油烯 | 0.9%～1.4% | 戊基環己二烯 | 1%～2.5% |
| 丁香油烴 | 0.4%～0.7% | γ-萜品烯 | 0.3%～0.6% |
| 纈草酮 | 0.2%～0.5% | α-桉葉醇 | 0.6%～0.8% |

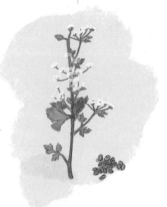

## 生理功效：

- 補益腎氣
- 顯著的利尿效果，輔助治療小便不利、膀胱炎
- 促進體液循環，刺激代謝，有助排除體內毒素
- 減少尿酸，改善風濕痛、關節炎、痛風
- 輔助治療蜂窩組織炎，改善肌肉酸痛
- 鎮靜，補強中樞神經系統
- 有助降血壓、降血脂，淨化血液與肝腎，養肝
- 促進消化，改善腸胃脹氣，還可促進泌乳
- 調理月經失調，經血不足，改善經期水腫
- 美白，淡化斑點，抗自由基，改善肌膚水腫
- 抗衰老，有助維持肌膚年輕

## 心理功效：

淨化思緒，讓情緒流動，疏通瘀滯的負面能量。

　　用於萃取精油的芹菜品種，與我們常吃的芹菜不同，精油所用的品種是溫帶地區專為種子萃取精油而種植的，為二年生或多年生草

本，高約 15～150 公分，有強烈香氣，葉片爲羽狀複葉，花爲奶油白色或黃綠色，種子是卵形或球狀，喜歡靠海、鹽分高的土壤，種子曬乾後也可以作爲香料。

萃取精油的芹菜品種，在中國植物志中的學名是旱芹，又稱爲西洋芹菜、藥芹。古埃及人用芹菜減輕四肢水腫。古希臘人稱芹菜爲月亮植物，認爲它可以影響神經系統。中世紀時，人們用芹菜治療小便不利、尿道感染，甚至結石。在阿育吠陀療法中，芹菜也深受重視，被認爲可以調順腸道功能，改善體液代謝問題。

迪奧斯寇里德、希波克拉底都認爲芹菜有強利尿功效，可以淨化身體。中世紀的藥草學大師卡爾培波認爲芹菜對女性生殖系統有正面調理作用。現代藥草學家經常用它來治療風濕性關節炎，芹菜也被製成酊劑或熬汁，用以治療尿道感染和結石。

中國廣東農業科學院與西北農林科技大學在 2004 年曾經做過一項「芹菜萃取物清除自由基作用」的研究，結果顯示芹菜萃取物對自由基有較強的清除作用。現代生物學認爲體內自由基增多是促進衰老進程的主要原因，因此，富含天然抗氧化物質的水果和蔬菜受到人們的廣泛關注。

芹菜籽精油對皮膚的保養作用非常好，除了抗衰老，還能美白淡斑，有研究顯示，芹菜能夠有效抑制形成黑色素的重要物質——酪氨酸酶，因此，芹菜籽是一款對皮膚美白、抗衰老非常好的精油。

芹菜全株都可以萃取精油，但芳香療法多用種子萃取的精油，全株植物萃取的精油有光敏性，種子萃取的精油則沒有這方面的顧慮，

使用上更爲方便，精油中雖然含有較高比例的檸檬烯，但不要誤以爲有檸檬香氣，芹菜籽精油完全聞不出檸檬的氣味。

# 野胡蘿蔔籽

英文名：Corrot Seed

拉丁名：*Daucus carota*

植物科屬：傘形科胡蘿蔔屬

萃取部位：種子

萃取方式：蒸餾

氣味形容：乾燥的草本與泥土混合的氣息

主要產地：印度、法國

## 代表成分：

| | | | |
|---|---|---|---|
| 胡蘿蔔醇 | 60%～80% | 胡蘿蔔腦 | 2%～6% |
| 胡蘿蔔烯 | 2%～6% | β - 沒藥烯 | 1%～4% |
| β - 金合歡烯 | 1%～2% | 甲基醚異丁香酚 | 0.4%～1.2% |
| 丁香油烴 | 0.3%～1.2% | 異丁烯 | 0.7%～1.3% |
| 胡蘿蔔 -5,8- 二烯 | 0.6%～1.2% | α - 松油烯 | 0.4%～1% |
| 反式 α - 佛手柑烯 | 0.6%～1% | 月桂烯 | 0.2%～0.8% |

## 生理功效：

- 補益腎氣
- 養肝利膽，輔助治療肝臟和膽囊類 疾病，調節膽汁過量
- 有助肝臟解毒，幫助身體排毒，輔助治療黃膽與肝炎
- 清肝、清血，極佳的身體淨化油，保護肝臟與心臟
- 調順腸道功能，改善脹氣、腹瀉、胃潰瘍
- 利尿，改善小便不利與水腫，有助減輕膀胱炎
- 清除尿酸，改善關節炎、痛風
- 能增加紅血球數量，有助改善貧血與調節血壓
- 有助經期規律，從而幫助提升受孕機率

- 改善濕疹、牛皮癬、皮膚潰瘍
- 改善疤痕、老化、皺紋肌膚，舒緩乾癢、粗糙硬化肌膚
- 促進細胞再生，使肌膚恢復光澤、有彈性
- 淡斑美白，改善暗沉，紅潤肌膚
- 強健肌膚，增強肌膚抵禦氣候及環境變化的能力

## 心理功效：

疏解忍辱負重的心情，撫慰奮發圖強時的孤寂感，找回自我。

用於萃取精油的胡蘿蔔品種在中國植物志中的學名是野胡蘿蔔，過去芳療界稱爲胡蘿蔔籽（精油），爲了規範學名避免混淆，此處名爲野胡蘿蔔籽，它與我們平日所吃的胡蘿蔔並非同一個品種，野胡蘿蔔塊根較小，不作食用，種子含油量高，適合萃取精油。野胡蘿蔔原產於阿富汗，爲二年生草本植物，15～120公分高，葉片爲三羽狀，花通常爲白色，有時帶淡紅色，複傘狀花序，花期爲5～7月。

早在古希臘的藥書中，就記載了野胡蘿蔔的藥用功效，Carrot這個名字便是源於希臘文Carotos。法國於十六世紀將野胡蘿蔔這種植物列爲醫療藥方，用於祛除腸胃脹氣，治療肝病，還被認爲是清血劑，能強化神經系統，在第二次世界大戰時期，飛行員大量食用胡蘿蔔，以增強夜航時的視力，芳療將野胡蘿蔔籽精油用於肝臟解毒，這與中醫所說的清肝明目不謀而合。

胡蘿蔔醇可以幫助肌膚抗皺、美白，購買時留意含量高低，含量越高效果越好。野胡蘿蔔籽精油是非常好的護膚精油，功效和芹菜籽精油有許多相似之處，都是種子精油，能量都很強，相較而言，野胡蘿蔔籽精油醇類成分高，對肌膚的親和度更顯溫和，女性的黃褐斑往往與肝氣不舒有關，這兩款精油都有疏肝利膽的功效，對於色斑可以由內而外雙重改善，效果自然更好，但這兩款精油的氣味都不太討喜，消費者如果知道它的強大功效，接受度應該會更高。

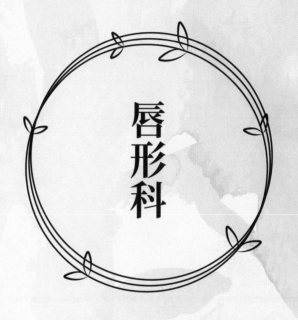

唇形科

英文名：Patchouli

拉丁名：*Pogostemon cabin*

植物科屬：唇形科刺蕊草屬

萃取部位：全株藥草

萃取方式：蒸餾

氣味形容：沉穩的草木香混合泥土的芬芳，隱約透著一絲甜香

主要產地：斯里蘭卡、印度、印尼、中國

# 廣藿香

## 代表成分：

| | | | |
|---|---|---|---|
| 廣藿香醇 | 36%～42% | α-布藜烯 | 17%～29% |
| α-愈創木烯 | 12%～18% | 塞瑟爾烯 | 6%～7% |
| α-廣藿香烯 | 4%～5% | 丁香油烴 | 2%～3% |
| 刺蕊草醇 | 2%～3% | β-廣藿香烯 | 2%～3% |
| 廣藿香酮 | 0.2% | 欖香烯 | 0.8% |

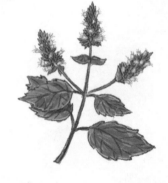

## 生理功效：

• 芳香化濕，治風水毒腫

• 和中止嘔，雙向調節胃口，除吐逆

• 治療脾胃失調，雙向調節腹瀉與便秘

• 發表解暑，止霍亂，治療腸胃炎

• 治療腸胃型感冒或感冒期間的腸胃失調

• 抗菌，抗黴菌，輔助治療真菌感染，如腳氣

• 利尿，平衡體液，改善多汗

• 改善痔瘡、靜脈曲張、蜂窩組織炎

• 穩定心緒，安撫神經，改善失眠

• 促進新生，淡化疤痕、皺紋、妊娠紋

• 對乾燥、老化皮膚有益，對鬆弛肌膚有緊實效果

• 抗炎舒敏，減緩皮膚紅腫搔癢

• 輔助治療痤瘡、濕疹、皮炎、過敏，龜裂

• 輔助治療蚊蟲叮咬，小傷口，輕微燙傷

• 輔助治療頭皮問題，如細菌感染、頭皮屑等，有助頭髮生長

• 除臭，包括環境除臭及身體異味消除

• 用於調香時，可作定香劑

## 心理功效：

讓潛意識層的真實意圖浮現，放下虛偽與迎合，紮根而生，重新找回自我。

廣藿香又稱爲石牌藿香、南藿香、刺蕊草，英文俗名 Patchouli 來源於印度泰米爾語，爲多年生芳香草本植物，原產於亞洲熱帶地區，現在廣泛種植於中國、印度尼西亞、印度、馬達加斯加、馬來西亞等國家，直立莖高約 0.3～1 公尺，葉片有濃烈香味，開淡粉色或白色花，花期爲 4 月。

　　廣藿香生長於溫暖潮濕的熱帶氣候，在這種環境下，人容易感染濕邪熱邪，甚至霍亂，廣藿香剛好可以處理這些問題，所謂一方水土養育一方人，一方草本療癒一方人，這就是大自然與人類和諧共生，相互依存的最好佐證。

　　長久以來，在中國、馬來西亞、印度的傳統醫學中，都很重視廣藿香治療疾病的功用。印度人用廣藿香在身體上彩繪，於眉心處畫第三隻眼，以顯示身份尊貴。

　　在過去，亞洲的絲綢或是克什米爾的羊毛需要運到歐洲時，商人們會將廣藿香放在其中，以防這些貴重貨物被蛀蟲蠶食。印度人也會用廣藿香葉子來驅除蝨子。

　　廣藿香精油如同珍貴的白酒一般，存放時間越久，醇化越好，品質越高，功效越佳，但要注意的一點是，用來陳放的廣藿香精油本身品質要好，否則，這個「陳」就沒有任何意義，好的陳年廣藿香精油，會慢慢散發一種隱隱約約的甜香，更加柔和、悠遠、沉穩。

　　廣藿香精油的特性裡呈現多種「雙向性」，比如，它可以在生病期間開胃，又可以在減肥期間抑制食欲，對便秘和腹瀉，也具有雙向調節性，可以理順脾胃功能。它在低劑量使用時，無論對身體還是情

緒，都有鎮靜效果，但高劑量使用時，反而會對身體和情緒造成刺激作用。

廣藿香精油中的廣藿香烯具有抗發炎舒緩敏感的效果，這一點和天藍烴非常相似；廣藿香精油還能夠促進肌膚新生，類似薰衣草、橙花的功效；還能抗菌，結合廣藿香其它的天然化合物成分，我們可以知道它用於皮膚，具有非常多的天然優勢。

藿香是一味非常重要的中藥，採用兩種藥用植物，一種是廣藿香，一種是藿香，又稱為土藿香，拉丁名為 Agastache rugosa，葉天士在《本草經解》中記載「藿香（廣藿香），氣微溫，味辛甘，無毒，主風水毒腫，去惡氣，止霍亂，心腹痛。藿香氣微溫，稟天初春之木氣，入足少陽膽經、足厥陰肝經；味辛甘無毒，得地金土之二味，入手太陰肺經、足太陰脾經。氣味俱升，陽也。風水毒腫者，感風邪濕毒而腫也；其主之者，風氣通肝，溫可散風，濕毒歸脾，甘可解毒也。惡氣，邪惡之氣也，肺主氣，辛可散邪，所以主之。霍亂，脾氣不治揮霍擾亂也，芳香而甘，能理脾氣，故主之也。心腹亦脾肺之分，氣亂於中則痛，辛甘而溫，則通調脾肺，所以主之也。」闡述了廣藿香用於風水毒腫的治療思路，認為其具有甘溫調中、芳香辛散之性。

李中梓在《雷公炮製藥性解》中記載：「藿香辛溫，入肺經以調氣；甘溫，入脾胃以和中。治節適宜，中州得令，則臟腑咸安，病將奚來。」由此可見，廣藿香對於調理中焦脾胃從而調和五臟的顯著功效。「補土派」的名醫張元素稱藿香為開胃健脾之藥也。

《本草匯言》記載藿香的藥用價值為「凡嘔逆噁心而泄瀉不食，

或寒暑不調而霍亂吐利，或風水毒腫而四末虛浮；或山嵐蠱瘴而似瘧非瘧；或濕熱不清而吞酸吐酸，或心脾鬱結而積聚疼痛，是皆脾肺虛寒之證，非此（藿香）莫能治也。故海藏氏治寒癖於三焦，溫肺理脾，和肝益腎，意在斯歟！」同時，也說明不適合用藿香的情況：「但氣味辛熱，雖能止嘔、治吐逆，若病因陰虛火升作嘔者，或胃熱作嘔者，或少陽溫病熱病作嘔者，或陽明胃家邪實作嘔，並作脹作瀉諸證，並禁用之。」

其實中藥土藿香也能萃取精油，氣味非常芳香，和國外所產的廣藿香精油氣味不盡相同，功效也非常廣泛，對脾胃、皮膚的調理都非常好。不過，中藥土藿香的品質非常混亂，很多中藥房銷售的土藿香都是梗多葉少，藥效也弱，含油率極低，這種品質是很難萃取出精油。優質的土藿香中藥材，氣味濃郁，葉片肥厚，用來萃取精油，得油率很高，精油品質也非常好。

現代人生活和飲食習慣不佳，加上思慮重壓力大，普遍存在脾土弱的情況，尤其在南方濕熱的氣候，常常發生脾胃問題，廣藿香精油是非常重要的一款精油。

英文名：True Lavender

拉丁名：*Lavandula angustifolia*
／ *Lavandula vera* ／ *Lavandula officinalis*

植物科屬：唇形科薰衣草屬

萃取部位：全株花草

萃取方式：蒸餾

氣味形容：前調是清新的藥草香，尾調是甜美的花香調

主要產地：法國、保加利亞、喀什米爾地區、義大利

## 真正薰衣草

## 生理功效：

• 舒緩精神緊張，安定心緒，治療失眠
• 改善頭痛與偏頭痛
• 有助降低血壓，安撫心悸，緩解靜脈炎
• 改善土木失調，調理肝脾，舒肝和中
• 安撫消化道痙攣，緩解胃灼熱、反胃、嘔吐、脹氣
• 通經，改善痛經，緩解經期緊張、易怒與焦慮
• 解毒，輕利尿，溫和抗菌，適合泌尿道感染或女性白帶異常
• 緩解肌肉酸痛、僵硬、緊張，處理扭傷
• 淡化妊娠紋，處理創傷，輕微燙傷
• 緩解鼻喉黏膜炎，喉嚨發癢，鼻竇炎及流感不適
• 減輕風濕痛，坐骨神經痛，關節炎疼痛
• 性質溫和，適合嬰幼兒使用，緩解一些感染症狀或腹痛等
• 促進細胞新生，幫助皮膚修復，祛除疤痕
• 緩解皮膚搔癢，皮炎，濕疹
• 輔助治療痤瘡，平衡油脂分泌

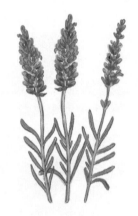

• 改善皮膚充血與腫脹現象
• 護理秀髮，平衡頭皮健康
• 驅蚊蟲，緩解蚊蟲叮咬後的不適

## 心理功效：

平靜與穩定心緒，釋放壓抑，順暢氣能，保持平衡，猶如母親的特質，具有撫慰的力量，幫助平衡歇斯底里、焦慮、沮喪及情緒劇烈波動。

真正薰衣草在中國植物志中的學名是薰衣草，原產於地中海地區，爲芳香灌木，散發強烈氣味，生長高度可達 1～2 公尺。葉片常綠，花爲藍紫色，是一種特別的顏色，被命名爲薰衣草色，花期爲 6～7 月。真正薰衣草可以在低耗水量下生存，它不太喜歡持續潮濕的土壤，耐低溫，耐酸性土壤。

　　薰衣草原本生長於南法及北義，借由羅馬人的協助，逐漸在英國和歐洲北部繁殖，進而遍佈整個歐洲，現如今，歐洲家庭的前院和後花園都會看見薰衣草的蹤跡。現在用於蒸餾精油的薰衣草田，主要在法國、保加利亞等地。

　　真正薰衣草精油是最具有廣泛認知度的精油，幾乎等同於大家對精油的認知度。很多人接觸的第一支精油就是真正薰衣草精油，它的功效非常廣泛，性質很溫和，即便不稀釋直接用於皮膚，對大多數人來說也是耐受的。

　　真正薰衣草的英文名源於拉丁文 Lavare，意思是清潔、淨化，可能是從前人們用它來清洗傷口的緣故。真正薰衣草的拉丁名有三個，angustifolia 是「窄葉」的意思，Vera 是「真正」的意思，officinalis 是「藥用」的意思。

　　人類使用薰衣草的歷史長達數千年，早在西元一世紀，藥理學與植物學家迪奧斯科里德斯撰寫的《藥物論》（De Materia Medica），就已記載薰衣草入藥的歷史。波斯人及羅馬人認爲薰衣草是傳染病暴發時的防疫良藥，焚燒薰衣草，可以淨化空氣，提升免疫力。羅馬軍隊也會將薰衣草用於治療傷兵，安撫戰士們精疲力竭的身心。羅馬人還

會在洗澡水中加入薰衣草，享受芳香浴。

中世紀時，格拉斯皮革廠的工人會用薰衣草精油染製皮革，當時歐洲一度瘟疫肆虐，可是皮革廠的工人都沒染上瘟疫，這讓當地人更加深信薰衣草的強大功效。

薰衣草最廣為人知的故事源於蓋特佛塞，這位法國化學家在一次實驗時被嚴重燒燙傷，情急之中，他迅速將手浸於薰衣草精油桶中，疼痛立卽減緩，之後有一段時間他都用薰衣草精油護理燙傷部位，日後沒有留下任何疤痕，從而意外發現了薰衣草精油的神奇效果，引發他深入研究精油的興趣，而後由他率先使用了 Aromatherapy（芳香療法）一詞，因此蓋特弗塞也被稱為芳療之父。

在過去，真正薰衣草大多是野生的，我們可以看一組資料，在 19 世紀 30 年代，一年採摘的薰衣草大約為 100 噸，其中 90% 來自野生，到了 60 年代，薰衣草年產量約為 80 噸，只有 10% 來自野生，而到了 90 年代，薰衣草年產量為 50～80 噸，不再是野生採摘，都轉變為人工種植了。

現在有的廠商能供應野生薰衣草精油，產量比較有限，野生高山薰衣草是真正薰衣草中的優秀品種（生長海拔約 1800 公尺），由農戶手工收割，人工成本高，精油售價也相應提高。人工栽種又分有機認證栽培法及一般農業栽培法，有機栽培不會使用化肥、除草劑、除蟲劑等，品質更佳。薰衣草野生與否並不是一個非常重要的功效指標，所以，專業芳療師可以追求野生薰衣草，以加深對精油的理解，普通消費者選擇人工種植的有機薰衣草精油卽可，足以應對日常護理

需求。真正薰衣草有法國和保加利亞產地，一般認爲法國產地品質更佳。

真正薰衣草最廣爲人知的功效就是改善失眠，也是由於其中高比例的酯類成分所造就的放鬆特性，不過東西方人群接觸薰衣草的感受不盡相同。在歐洲，人們接觸薰衣草非常廣泛，從小家裡的花園就種著薰衣草，衣櫃裡放著薰衣草乾燥花包，喝著薰衣草花茶，吃著薰衣草製作的點心，所以，薰衣草的味道代表著成長、愛、與家庭的聯結，會讓人產生安全感和放鬆感，對應酯類的特性，也讓薰衣草改善失眠的效果特別顯著。

而在東方，對薰衣草氣味就喜惡參半了，薰衣草精油在低濃度下，尾調輕輕悠悠飄來之際，會讓人感覺很放鬆。薰衣草精油改善失眠主要是依靠酯類分子，這類大分子在薰香時，一般偏尾調，這就提示我們用薰衣草改善失眠時，可以在睡覺前兩小時開啟香薰機，或者提前半天將精油滴在枕巾上，等到睡覺時，正好是尾調的氣味較濃，更能促進睡眠。如果等到要睡覺的時候才開始薰香，效果就會大打折扣，如果嗅覺足夠敏銳，可以提前更長時間，讓前調充分散去，只留下尾調，雖然氣味沒那麼濃烈了，但促進睡眠的效果卻更好。使用精油，有時候是濃度越高越好，有時候卻相反，適量才是最重要的。

芳療師在用真正薰衣草精油改善失眠時，一方面可以讓使用者先試聞薰衣草精油的氣味，了解其氣味喜好，如果很喜歡，那是最好，如果不那麼喜歡，可以考慮換其它品種，因爲改善失眠的精油還有很多，也可以通過精油配伍來調和氣味。我自己的經驗是，即便遇

到不喜歡薰衣草氣味的人，只要經過配伍後，薰衣草的氣味就沒有那麼明顯了，接受度會立刻提升。對於品種的選擇上，產於喀什米爾（Kashmir）地區的薰衣草，生長環境位於喜馬拉雅山脈，酯含量較高，氣味更加溫和甜美，是處理睡眠障礙的首選。

真正薰衣草精油功效很多，價格也不貴，比較容易發生的問題是品種的混淆，所以接下來會分別介紹常見的薰衣草品種。

英文名：Spick Lavander

拉丁名：*Lavandula latifolia*

植物科屬：唇形科薰衣草屬

萃取部位：全株花草

萃取方式：蒸餾

氣味形容：清爽、溫和上揚的藥草香味

主要產地：法國、西班牙

# 穗花薰衣草

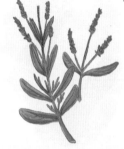

## 生理功效：

• 抗感染、消炎，抗病菌

• 提升免疫力，預防流感，暢通呼吸道

• 改善支氣管炎、咽喉炎等呼吸道黏膜炎症

• 化解黏液，祛痰，輔助治療鼻竇炎

• 使頭腦清醒，減輕鼻塞引起的頭疼

• 改善偏頭痛及神經痛

• 減輕肌肉酸痛及風濕痛

• 處理燙傷、皮損，促進肌膚新生

• 淡化肌膚細紋、幫助重建肌膚健康態

• 處理濕疹、皮炎、皮癬

• 改善痤瘡肌膚，消炎，促進癒合及新生

• 緩解蚊蟲叮咬不適

### 心理功效：

帶來安全感及激勵的雙重效應，淨化思緒，清醒心智，猶如父親般的特質。

　　穗花薰衣草在中國植物志中的學名是寬葉薰衣草，是具有強烈氣味的芳香灌木，可以長到 30～80 公分高，葉片常綠，花是淡紫丁香色，葉片較大。原產於歐洲南部及地中海地區，現在精油多產於法國南方和西班牙，葡萄牙和義大利也會見到這種穗花薰衣草植物，耐旱不耐陰，喜陽光，不喜酸性土壤。

# 醒目薰衣草

英文名：Lavandin

拉丁名：*Lavandula intermedia*

植物科屬：唇形科薰衣草屬

萃取部位：全株花草

萃取方式：蒸餾

氣味形容：溫和、清新、甜美的花草香

主要產地：法國、西班牙、英國

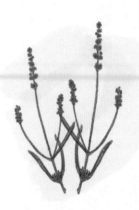

**生理功效：**

• 緩解感冒、鼻喉黏膜炎、咽炎症狀
• 助益呼吸道，分解黏液，治療鼻竇炎
• 治療肌肉酸痛與僵硬
• 緩解風濕帶來的不適
• 保養肌膚，有助傷口癒合
• 緩解皮炎不適等症狀
• 處理一般外傷，有抗發炎效果
• 室內淨化薰香

**心理功效：**
激發簡單、開朗、快樂的生活格調，增強適應力。

醒目薰衣草的學名是寬窄葉雜交薰衣草，由真正薰衣草和穗花薰衣草雜交而生，最初源於蜜蜂授粉，工業化生產後改為人工授粉，開藍紫色花，生命力強，能抗病蟲害。雜交的醒目薰衣草可以進一步細分出很多品種，精油萃取常用葛羅索醒目薰衣草，這種薰衣草可以長到 60 公分高，耐寒，易種，產油量高，是化工、化妝品行業青睞的品種。

頭狀薰衣草

英文名：Spanish Lavender ／ French Lavender

拉丁名：*Lavandula stoechas*

植物科屬：唇形科薰衣草屬

萃取部位：全株花草

萃取方式：蒸餾

氣味形容：具衝擊力且上揚的藥草氣味

主要產地：西班牙、葡萄牙

**生理功效：**

• 可融解黏液，有助祛痰

• 殺菌抗炎，輔助治療鼻竇炎，支氣炎

• 緩解口腔炎、中耳炎

• 緩解感冒不適症狀

• 有助消解脂肪，改善代謝異常導致的肥胖

• 促進傷口癒合

• 酮含量高，孕婦、蠶豆病患者避免使用

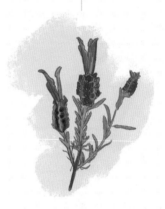

**心理功效：**

打開瘀滯的心結，強效有力，讓心情恢復晴朗。

　　頭狀薰衣草在中國植物志中的學名是西班牙薰衣草，為常綠灌木，通常長到 30～100 公分，有些亞種能長到 2 公尺，花朵呈紫紅色，喜歡陽光充足的環境，忌濕熱，耐寒，喜疏鬆、肥沃的中性至微鹼性土壤，適宜生長溫度為 15℃～25℃。

　　薰衣草的品種很多，在購買時容易產生混淆，下頁以列表的形式來將它們的生長環境、植物外觀、價格、化學成分進行對比，然後對功效進行詳細講解，以便大家深入了解。

| 品種 | 真正薰衣草 | 穗花薰衣草 | 醒目薰衣草 | 頭狀薰衣草 |
|---|---|---|---|---|
| 生長環境 | 又稱為高地薰衣草或窄葉薰衣草，生長海拔 800～1400 公尺。 | 又稱為低地薰衣草或闊葉薰衣草，生長海拔為 200～400 公尺。 | 生長海拔為 500～600 公尺，由真正薰衣草和穗花薰衣草雜交而成。 | 生長海拔為 300～400 公尺。 |
| 植物外觀 | 狹長葉，葉子長 2～6 公分，寬 04～0.6 公分，花長 2～8 公分，長在纖細、無葉的莖頂部，長 10～30 公分。單支四方花莖無分支，頂端開花，花穗較短。 | 葉片比真正薰衣草寬，長 3～6 公分，寬 0.5～0.8 公分，花長 2～5 公分，主莖旁側開兩莖，葉片較大。 | 主莖兩側另長側莖，莖呈四方形，共有三條莖，在頂端都會開花，四方莖，狹長葉，常看到的大片薰衣草田多是這個品種的薰衣草。 | 鮮豔的花朵，長 2 公分，花朵下是由一團紫色、卵球形苞片組成，約 5 公分，莖長 10～30 公分，花穗短且粗，比其它薰衣草花朵更大，主莖旁側開兩莖。 |
| 價格比 | 1 | 0.7 | 0.5 | 1 |
| 化學成分 | 沉香醇 26%～30% 沉香酯 38%～41% 羅勒烯 8%～10% 桉油醇 2%～3% 倍半萜烯 3%～4% | 沉香醇 36%～41% 桉油醇 27%～38% 樟腦 10%～12% 松油萜 3%～6% 倍半萜烯 1%～3% | 沉香醇 30%～36% 沉香酯 27%～33% 樟腦 4%～8% 桉油醇 5%～7% 其它醇類 3%～4% | 小茴香酮 37%～40% 樟腦 10%～12% 桉油醇 20%～22% 單萜烯 6%～8% 其它酯類 6%～7% |

　　醒目薰衣草精油的氣味比較接近真正薰衣草，精油萃取量是真正薰衣草的 3～4 倍，有的不法商人會用它來冒充真正薰衣草。醒目薰衣草精油較常用於天然皂、香水、清潔產品及護膚品加工行業。

　　酯含量最高的是真正薰衣草精油，其次是醒目薰衣草精油，酯類成分可以放鬆神經，促進睡眠，但醒目薰衣草精油還含有 4%～8% 的

樟腦，而眞正薰衣草精油的樟腦含量不足 1%，樟腦這個成分具有醒腦效果，另外醒目薰衣草精油還含有 5%～7% 的 1,8- 桉油醇，這個成分也是偏醒腦的，眞正薰衣草精油只有 2%～3%，加上眞正薰衣草精油的其它成分構成，使得眞正薰衣草精油整體上更加溫和，所以更適合用來改善失眠。

沉香醇含量最高的是穗花薰衣草精油，另外還含有其它醇類和酮類，這些成分可以幫助肌膚新生，因此穗花薰衣草精油對各類皮膚問題最有好處，尤其處理一般燙傷，高含量的 1,8- 桉油醇還能幫助皮膚降溫，所以用穗花薰衣草精油處理一般燙傷最合適，但嚴重燙傷不建議自行處理，請立即就醫。

桉油醇含量是穗花薰衣草精油和頭狀薰衣草精油居多，這個成分對呼吸道友好，可以祛痰，對抗病原，消炎，所以處理呼吸道問題用得較多。

單萜酮是頭狀薰衣草精油含量最多，包括樟腦和茴香酮，所以融解黏液、祛痰最好。樟腦成分較刺激，小茴香酮相對溫和一些。頭狀薰衣草精油是四者中最需要謹慎使用的一個，不建議純精油直接塗抹皮膚，需要稀釋使用。

羅勒烯在眞正薰衣草精油中的含量接近 10%，它的功效是激勵身體的免疫系統，所以眞正薰衣草精油有提升免疫力的功效。當然，1,8- 桉油醇也有類似的功效，這個成分的含量從多到少分別是穗花薰衣草精油、頭狀薰衣草精油、醒目薰衣草精油、眞正薰衣草精油，因此，整體上來說，它們都有增強免疫力的功效，只是看含量多寡，以及考

慮精油的兼有功效，比如經常感冒的孩子想要提升免疫力，如果是半夜給孩子薰香，考慮到真正薰衣草精油可以促進睡眠，往往會選擇它來搭配其它提升免疫力的精油一起薰香。如果白天要提振精神，則會換成穗花薰衣草精油來搭配薰香。

在外觀上，真正薰衣草葉片小，單支莖頂端開花；穗花薰衣草是葉片大，主莖會旁開兩支莖，莖的頂端都會開花；醒目薰衣草是真正薰衣草和穗花薰衣草的雜交品種，因此外形上具備了兩者的共同的特徵，葉片像真正薰衣草比較細長，但「主莖旁開兩支莖且頂端都會開花」這一點像穗花薰衣草，植物很有趣，就像小孩分別繼承了父母的外形特徵。

頭狀薰衣草的外觀和其它薰衣草不太一樣，有顯著的特點，它的花在頂端，比較大朵，顏色也比較鮮豔，是紫紅色，花朵下面是由一團團紫色、卵球形的苞片組成，花穗短而且粗，也分主莖和旁莖，都在頂端開花，花形有點像公雞頭上的雞冠，雖然形狀不完全一樣，但這種意象法可以幫我們記憶。

這四者中，最常用的是真正薰衣草精油和穗花薰衣草精油，購買時根據自己的需求選擇合適的品種，注意核對拉丁名，以免買錯。

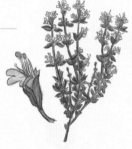

沉香醇
百里香

英文名：Thyme linalool

拉丁名：*Thymus vulgaris ct Linalool*

植物科屬：唇形科百里香屬

萃取部位：全株藥草

萃取方式：蒸餾

氣味形容：明快、上揚的葉片香混合草藥味

主要產地：法國、西班牙

## 生理功效：

- 溫和而又強大的抗菌性
- 預防感冒、提升免疫力 改善扁桃腺炎，咽喉炎，百日咳
- 改善支氣管炎，肺炎、胸膜炎
- 預防呼吸道傳染疾病，流感
- 輔助治療口腔細菌感染問題
- 處理腸胃炎、腸道細菌感染性疾病
- 改善白帶異常，處理婦科炎症
- 改善尿道炎、膀胱炎
- 輕微利尿，可幫助排出尿酸
- 改善風濕、痛風、關節炎與坐骨神經痛
- 改善濕疹、乾癬、尿布疹
- 處理痤瘡粉刺肌膚，促進癒合，避免重複感染
- 減少頭皮屑、抑制脫髮

### 心理功效：

強大的保護力，恢復信心，提升鬥志。

## 側柏醇百里香

英文名：Thyme thujanol

拉丁名：*Thymus vulgaris* ct thujanol

植物科屬：唇形科百里香屬

萃取部位：全株藥草

萃取方式：蒸餾

氣味形容：清新的葉片香與藥草混合的氣味

主要產地：法國

### 生理功效：

- 養肝排毒，強大且溫和
- 抗病毒及細菌感染，激勵免疫系統
- 輔助治療口腔感染、扁桃腺炎
- 緩解流感症狀，支氣管炎、鼻竇炎、咽喉炎等
- 改善尿道感染、膀胱炎、陰道炎、子宮頸炎
- 改善關節炎、肌腱炎
- 改善皮膚炎症、防止交叉感染

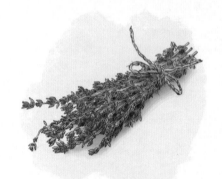

### 心理功效：

給予堅定的支持，強化決斷力。

英文名：Thyme geraniol

拉丁名：*Thymus vulgaris ct geraniol*

植物科屬：唇形科百里香屬

萃取部位：全株藥草

萃取方式：蒸餾

氣味形容：略帶花香調的葉片香

主要產地：法國

# 牻牛兒醇百里香

## 生理功效：

• 抗菌能力很強大，尤其抗黴菌效果好

• 改善腹痛、腸絞痛

• 輔助治療皰疹病毒引發的疾病

• 改善婦科炎症

• 抗痙攣，緩解咳嗽、氣喘

• 改善皮炎，延緩皮膚老化

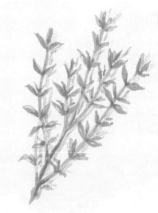

## 心理功效：

激發溫柔而堅定的態度，自信與果敢的風格。

英文名：Thyme thymol

拉丁名：*Thymus vulgaris ct thymol*

植物科屬：唇形科百里香屬

萃取部位：全株藥草

萃取方式：蒸餾

氣味形容：濃烈、略帶刺激的葉片氣味夾雜消毒藥水味

主要產地：西班牙、法國

百里酚百里香

**生理功效：**

• 抗菌能力極其強大，效果猛烈
• 抗細菌、抗眞菌、抗寄生蟲
• 激勵免疫系統
• 平衡腸道菌群，處理腸道感染
• 改善風濕痛、關節炎
• 改善咽喉腫痛，鼻竇炎

**心理功效：**

激將法刺激，觸動強大的鬥志。

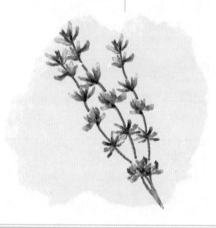

　　百里香爲常綠亞灌木，高 15 ～ 30 公分，葉片小，開粉色或白色花，喜歡陽光通足、排水良好的種植環境。

　　百里香又稱爲麝香草，自古以來就被視爲藥用植物，早在西元前 3500 年，蘇美人就已經懂得運用百里香。古埃及人稱百里香爲 Tham，百里香的英文俗名是源於希臘文 Thumos。希波克拉底和迪奧斯寇里德都曾提到它的療效。十七世紀的法國醫師和化學家雷梅里認爲，百里香能強化精神，提振消化系統。十八世紀時，百里香出現在

許多藥劑中，比如治療神經系統疾病的鎮靜香脂。勒克雷爾醫師用百里香治療氣喘、慢性咳嗽及呼吸道感染。

百里香也是廚房裡的重要食材，很早以前人們就發現了百里香能夠延緩肉類的腐敗，並能促進腸胃對肉食的消化吸收。所以，百里香作為食材，對脾胃問題有著天然屬性的優勢，而它的抗菌性又能同時處理腸道菌群失調的問題。

除此之外，百里香也常用於呼吸系統，藥草學大師卡爾培波認為：百里香是對強化肺部功能具有極大效能的珍貴植物。因為它的強抗病毒、抗菌性，使得它成為各種呼吸道炎症的良藥。其實，對身體各類細菌感染性的疾病，百里香都是一味良藥。

沉香醇百里香、側柏醇百里香、牻牛兒醇百里香、百里酚百里香屬於同一個植物品種，拉丁名相同，因為生長環境、產地、萃取方式（一次蒸餾或再次蒸餾），造就了多個不同的化學類型，它們的主要成分差異很大，功效也有所不同，在購買時除了留意拉丁名，最重要的是看清化學類型，專業芳療師應該仔細閱讀成分報告。

我們可以透過下頁的成分表，對比不同化學類型的百里香精油，將對它的功效有更直觀、更深入的理解：

| 品種 | 沉香醇百里香 | 側柏醇百里香 | 牻牛兒醇百里香 | 百里酚百里香 |
|---|---|---|---|---|
| 拉丁名 | Thymus vulgaris ct linalool | Thymus vulgaris ct thujanol | Thymus vulgaris ct geraniol | Thymus vulgaris ct thymol |
| 產地 | 法國、西班牙 | 法國 | 法國 | 西班牙、法國 |
| 生長海拔 | 600 公尺 | 800 ～ 1000 公尺 | 1200 ～ 1500 公尺 | 400 公尺 |
| 價格比 | 1 | 1.6 | 2.5 | 0.5 |
| 化學成分 | 沉香醇 40%～60%<br>萜品烯 -4- 醇 10%～12%<br>γ - 萜品烯 7%～9%<br>對傘花烴 3%～6%<br>月桂烯 4%～6%<br>α - 松油烯 3%～4%<br>α - 萜品烯 3%～4%<br>檸檬烯 2%～3%<br>1,8- 桉油醇 1%～2%<br>丁香油烴 1%～2%<br>樟烯 1%～1.5% | 反式側柏醇 26%～40%<br>順式側柏醇 4%～8%<br>沉香醇 4%～16%<br>乙酸月桂 -8- 烯酯 4%～8%<br>檸檬烯 2%～3%<br>α - 松油烯 1%～2%<br>檜烯 1.5%～2.5%<br>月桂烯 4%～5%<br>γ - 萜品烯 3%～4.5%<br>乙酸沉香酯 1%～3% | 牻牛兒醇 20%～28%<br>乙酸牻牛兒酯 30%～40%<br>沉香醇 2%<br>萜品烯 -4- 醇 2%～3%<br>月桂烯 -8- 醇 3%<br>γ - 萜品烯 1.5%<br>α - 松油烯 1%<br>α - 萜品烯 0.8%<br>牻牛兒醛 0.8% | 百里酚 40%～50%<br>對傘花烴 17%～19%<br>γ - 萜品烯 9%～12%<br>沉香醇 3%～5%<br>月桂烯 2%～2.5%<br>α - 側柏烯 1%～2%<br>α - 松油烯 1%～1.5%<br>萜品烯 -4- 醇 1%～2%<br>龍腦 1% |

　　這四種不同化學類型的百里香精油，最常用的品種是沉香醇百里香精油，它的抗菌功效強大又非常溫和，對呼吸道、腸胃、泌尿生殖系統、皮膚的感染的問題都可以很好的處理，同時沉香醇本身對皮膚也有諸多益處，可以促進新生，所以用於皮膚時會首選沉香醇百里香

精油。

　　側柏醇百里香精油最有名的功效是養肝，這一點是它與其它三種百里香相比，最具獨特性的價值。

　　牻牛兒醇百里香精油也非常溫和，以醇類及酯類成分為主，牻牛兒酯由牻牛兒醇轉化而來，這兩個成分都有著類花朵的特性，比較適合處理心臟循環系統的問題，氣味也偏花香調，這個品種產量非常少，不常見，價格也比較高。

　　百里酚百里香精油價格最便宜，酚類的抗菌效果比醇類更加強勁，在使用其它三種百里香精油抗菌效果不夠時，就可以派出這名猛將，或是遇到頑固的感染性疾病時也可以直接使用百里酚百里香精油。它在四者中對皮膚的刺激也最大，在劑量上需要謹慎斟酌。

英文名：Rosemary verbenone

拉丁名：*Rosmarinus officinalis ct verbenone*

植物科屬：唇形科迷迭香屬

萃取部位：花葉

萃取方式：蒸餾

氣味形容：略帶天然樟腦和薄荷味的葉片香

主要產地：法國、南非

## 馬鞭草酮迷迭香

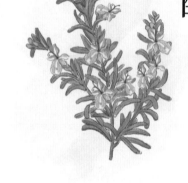

### 生理功效：

- 滋補神經，提振精神，幫助記憶
- 刺激中樞神經，改善味覺喪失，語言功能減退
- 修復運動神經損傷，幫助恢復身體機能
- 良好的止痛劑，減輕風濕、痛風及關節炎疼痛
- 舒緩疲倦、僵硬、過勞的肌肉
- 改善運動過度造成的傷害
- 祛風，性平，改善頭痛頭暈
- 緩解感冒不適，清利頭目
- 祛痰化解黏液，處理鼻竇炎，支氣管炎，氣喘
- 養肝利膽，減輕黃膽，有助改善肝炎、膽管阻塞
- 降低膽固醇，有助調理心臟、肝膽功能
- 促進循環，改善低血壓
- 改善經期水腫、經血瘀滯
- 緩解消化不良、脹氣及胃痛
- 利尿祛濕，改善水分滯留，減肥，緊實肌膚
- 保持肌膚年輕態，促進新生，祛皺回春
- 改善濕疹、油性肌膚、頭皮屑
- 調理頭皮，促進生髮，改善脫髮

### 心理功效：

強化心智，打開情結，傳遞精神的清明與內在的力量。

英文名：Rosemary cineol

拉丁名：*Rosmarinus officinalis ct cineol*

植物科屬：唇形科迷迭香屬

萃取部位：花葉

萃取方式：蒸餾

氣味形容：醒腦、清涼感的葉片香味

主要產地：摩洛哥、突尼斯

桉油醇迷迭香

**生理功效：**

• 緩解感冒不適症狀，提升免疫力
• 流感期間預防傳染
• 清除黏液，處理鼻竇炎、支氣管炎
• 緩解頭痛、頭暈
• 清利頭目，提振精神
• 祛風，性涼

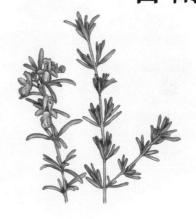

**心理功效：**

為遲滯、頹萎的精神帶來耳目一新的能量。

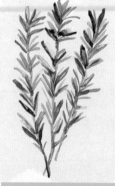

英文名：Rosemary camphor
拉丁名：*Rosmarinus officinalis ct camphor*
植物科屬：唇形科迷迭香屬
萃取部位：花葉
萃取方式：蒸餾

氣味形容：具有衝擊力的天然樟腦與葉片香味
主要產地：西班牙

**樟腦迷迭香**

**生理功效：**

• 融解黏液，祛痰，改善痰阻體質
• 利膽養肝，改善膽固醇過高
• 改善循環，提升血壓
• 改善痛經及經期不適
• 利膽養肝，改善膽固醇過高
• 改善循環，提升血壓
• 緩解肌肉酸痛、抽筋、風濕痛
• 改善皮膚及肌肉鬆弛
• 改善記憶力低下
• 性溫，祛濕殺蟲

**心理功效：**
衝破精神的桎梏，重新開創新世界。

迷迭香為常綠灌木，高達 2 公尺，原產於歐洲及北非地中海沿岸，曹魏時期曾引入中國，在涼爽氣候下非常堅韌，耐乾旱可以在長期缺水的情況下生存，葉片有點像薰衣草，細長形狀，花朵是藍紫色的，花期為 11 月，花和葉都有濃郁的香味。

迷迭香的英文俗名來源於 Ros 和 Marinus，意為「海之朝露」，極富詩意的名字，映襯了迷迭香自古以來的神聖。傳說迷迭香的花原本是白色，在聖母瑪利亞帶著聖嬰耶穌逃亡的途中，聖母曾將她的罩

袍掛在迷迭香樹上，從此迷迭香的花就變成藍紫色了。

迷迭香是最早用於醫療的藥草植物之一，也常出現在廚房和宗教儀式中。古埃及人非常喜歡它，羅馬人將它視為神聖的植物，用於宗教儀式，並用它來袪除病邪；希臘人和羅馬人在婚禮與葬禮中使用迷迭香，也許人們想用這株「回憶芳草」記住最重要的時刻和值得紀念的人。

過去人們會用迷迭香來保持肉類的新鮮，直到今天，迷迭香在西餐中也是重要的調味料。

1525 年，邦克斯在《草藥志》中描寫迷迭香堪稱神奇：「只要聞一聞迷迭香，便能永保青春。」法國人認為迷迭香是萬靈丹。迪奧斯科里德斯認為迷迭香是治療胃病與肝病的特效藥，希波克拉底也持同樣觀點，蓋侖用迷迭香治療黃膽膽。在二十世紀時，法國醫院會焚燒迷迭香，用於防止傳染病的傳播。

宋代唐慎微所著《證類本草》記載「迷迭香，味辛，溫，無毒。主惡氣，令人衣香，燒之去鬼。」明代李時珍《本草綱目》記載「魏文帝時，自西域移植庭中，同曹植等各有賦。大意其草修乾柔莖，細枝弱根。繁花結實，嚴霜弗凋。收采幽殺，摘去枝葉。入袋佩之，芳香甚烈。與今之排香同氣。」

迷迭香精油是唇形科中非常重要的精油品種，它和百里香精油一樣，由於產地的不同，化學類型各不相同，在購買時最重要的是留意它標示的化學類別。

| 品種 | 馬鞭草酮迷迭香 | 桉油醇迷迭香 | 樟腦迷迭香 |
|---|---|---|---|
| 拉丁名 | Rosmarinus officinalis ct verbenone | Rosmarinus officinalis ct cineol | Rosmarinus officinalis ct camphor |
| 產地 | 法國、南非 | 摩洛哥、突尼斯 | 西班牙 |
| 價格比 | 1 | 0.4 | 0.6 |
| 化學成分 | 馬鞭草酮 10% ～ 12%<br>α- 松油烯 16% ～ 20%<br>樟腦 14% ～ 16%<br>乙酸龍腦酯 9% ～ 10%<br>1,8- 桉油醇 7% ～ 9%<br>樟烯 5% ～ 7%<br>檸檬烯 3% ～ 5% | 1,8- 桉油醇 42% ～ 48%<br>α- 松油烯 12% ～ 14%<br>β- 丁香油烴 3% ～ 6%<br>樟烯 4% ～ 5%<br>龍腦 2% ～ 5%<br>β- 松油烯 3% ～ 5%<br>α- 萜品醇 1% ～ 2% | 樟腦 17% ～ 20%<br>α- 松油烯 21% ～ 23%<br>1,8- 桉油醇 16% ～ 18%<br>樟烯 8% ～ 10%<br>檸檬烯 3% ～ 6%<br>β- 松油烯 2% ～ 3%<br>龍腦 2% ～ 2.5% |

　　迷迭香精油從臨床使用上來說，不同的化學類型，其性味有所不同，馬鞭草酮迷迭香性平，桉油醇迷迭香性涼，樟腦迷迭香性溫。

　　樟腦迷迭香精油含有17～20%的樟腦成分，這是它區別於另外兩種化學類型的迷迭香精油最顯著的成分特點，我們不妨透過中醫古籍裡對於樟腦的記載來解讀這一成分的功效，從而理解精油的應用。

　　後面講到芳樟精油時，會提及中國本樟精油含有50%～70%的樟腦成分，樟樹也是中藥樟腦的主要植物來源，在《本草匯言》中記載了兩種古人提取樟腦的工藝，其一為胡氏煉樟腦方「用樟木新鮮者，切片，以井水浸三日，入鍋煎之。柳木頻攪，待汁減半，柳木上有白霜起，即濾去滓，傾汁入瓦盆內，經宿，自然結成塊也。」其二為陳氏方升煉樟腦法：「用銅盆一口，以陳壁土為極細末，摻盆底，卻糝

樟腦一重，又糁壁土一重，如此四五重，以薄荷葉放土面上，再以銅盆一口覆之，用細黃土，鹽鹵插水和如膏，封固，勿令走氣。於文火上，款款炙之，須以意度，不可太過，不可不及。候冷取出，則腦皆升於上盆。」古人的提煉工藝，在農業社會時期，也是盡顯巧思。

對於樟腦的功效，《本草匯言》記載「樟腦，通竅殺蟲，（日華子）除疥癬禿瘡之藥也。（梅青子稿）李氏方云：此藥辛熱香竄，稟龍火之氣，去濕殺蟲，此其所長。故燒煙熏衣，滅虱逐蚤，熏房室，並床帳枕簟，善辟臭蟲，及一切蟻蚜蠅螫等類。又《集要方》治腳氣，止牙疼。總之去濕殺蟲，盡在是矣。止堪敷塗，不堪服食。故外科方每需用耳。」說明樟腦都是外用。中醫所講的腳氣，不一定是指我們現代所說的腳氣，古代講的腳氣表現為腳出現麻痹，有可能水腫，局部可能變黑，潰爛，傷口不收，到最後出現我們現代所說的神經壞死，原因可能是寒濕也可能是濕熱，可能伴有其它實證，例如氣滯等，導致局部的水不能運行。樟腦辛熱祛濕，所以對這種腳氣表現為寒濕類型的會有幫助。《本經逢原》記載樟腦治腳氣腫痛，應該就是古人所說的這種腳氣。另外，對於我們現代所說的腳氣，也就是香港腳，如果是寒濕型的，樟腦也會有幫助，在《本草備要》中有記載「樟腦，辛熱香竄，能於水中發火。通關利滯，除濕殺蟲。置鞋中去腳氣。」將樟腦放在鞋中治腳氣，有點像我們現代芳香療法處理香港腳時，將精油融於酒精中，再噴灑在足部或鞋中，達到除濕抑菌的效果。

樟腦在古籍裡的記載，給我們幾個啟示：第一是不要去按照病

名來用藥／方／精油，還是應該回到辨證中，按照藥／方／精油的性味、功效來選擇，只要是適應它的證都可以用，不要去看是什麼病。第二是古人對於萃取的某種成分，並不會拘泥不用，與其摒棄，不如抱持開放的心態，天地間的自然產物，無論其形態如何，都有其性味特性，順應自然之道，用之即可，不必著相，重點是不要丟棄辨證之道，至於用什麼？如何用？則可以靈活變通。每種療法都有自己優勢，揚長避短，便會事半功倍。第三無論什麼書，對於一種中藥／精油的適應證都是難以一言盡之的，只能依照植物之氣，去臨床上拓展，靈活應用。尤其精油在中醫實證中的運用，更是需要時間和經驗的積累，而西方對於精油的研究，也並不是一無是處，只不過要轉換一種思維方式去理解，也可以看作是一種取類比象的拓展運用。

這三種迷迭香精油中，1,8- 桉油醇最多的是桉油醇迷迭香精油，這個成分具有袪風解表的特性，常用於呼吸道疾病。

馬鞭草酮和樟腦都屬於酮類，可以化解黏液，因此這兩種迷迭香精油也用於相關的呼吸道疾病。

樟腦迷迭香精油在三者中最需要謹慎使用，不宜濃度過高。

三者中最常用的是馬鞭草酮迷迭香精油，因為馬鞭草酮是一種安全的酮類分子，是一款功效多元的精油，無論是呼吸系統、肌肉骨骼系統、神經系統，還是皮膚保養，都很好用。

英文名：Peppermint
拉丁名：*Mentha piperita*
植物科屬：唇形科薄荷屬
萃取部位：葉片

萃取方式：蒸餾
氣味形容：熟悉的薄荷香味，
清新舒爽
主要產地：法國、印度、美國

# 辣薄荷

## 生理功效：

- 疏風散熱，適合風熱感冒
- 減輕感冒症狀，祛痰，輔助治療支氣管炎、肺炎
- 抗病毒，抗菌，驅蟯蟲
- 抑制黏膜發炎，消解黏液，輔助治療鼻炎、鼻竇炎、咽炎
- 清利頭目，治療頭痛及偏頭痛
- 提振精神，集中注意力，增加記憶力
- 幫助透發熱疹，還有清血的作用
- 改善痛風、關節熱痛、坐骨神經痛
- 疏肝利膽，行氣去滯，緩解肝氣鬱結的一系列症狀
- 緩解腸絞痛、腹瀉、消化不良、腸燥症、口臭、嘔吐及反胃
- 清潔阻塞的皮膚，調理閉口粉刺、黑頭及痤瘡肌膚
- 改善熱性濕疹、癬、搔癢、皮炎

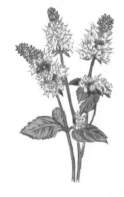

- 收縮微血管，緩解發炎和灼傷症狀
- 對油性肌膚和頭皮有調理作用
- 緩解暈車暈船症狀，處理蚊蟲叮咬

### 心理功效：

在混亂中理清邏輯，恢復冷靜、理智、客觀。

　　辣薄荷又稱爲胡椒薄荷、椒樣薄荷、胡薄荷，以往芳療界會將辣薄荷稱爲歐薄荷，但實際上歐薄荷在中國植物志中是另一個品種，拉丁名爲 Mentha longifolia，需要注意區分。辣薄荷是常見的多年生草本植物，原產於歐洲，紫紅色的莖，高 3～100 公分，葉片綠色，爲

披針形至卵狀披針形，對生，紋路較深，葉片邊緣有鋸齒感，生長迅速，喜歡濕潤、陰涼的土壤環境。

數千年前，羅馬人就知道用薄荷來治療消化道問題，認為它是祛除腸胃脹氣的良方；古希臘人、古埃及人也很早就將薄荷用於疾病治療；希伯來人會用薄荷做香水。希波克拉底認為薄荷有利尿與興奮神經的作用。在現代醫療中，很多藥草學家與醫師都認為薄荷有健胃、祛除腸胃脹氣、抗痙攣、補身與激勵的藥用價值，也適合用於神經失調問題。

在中國，薄荷也是一味常用中藥，位於辛涼解表藥的首位，雖然中藥薄荷的品種是 Mentha haplocalyx，但實際運用中，與辣薄荷幾乎一樣，所以辣薄荷精油的功效完全可以參考中藥薄荷。

《本草從新》中記載「薄荷，辛能散，涼能清。升浮能發汗。搜肝氣而抑肺盛，疏逆和中，宣滯解鬱，消散風熱，清利頭目。治頭痛頭風，中風失音，痰嗽口氣，語澀舌胎。眼、耳、咽喉、口齒諸病，皮膚癮疹瘡疥，驚熱，骨蒸。消宿食，止血痢。通關節，定霍亂，貓咬、蛇傷。辛香伐氣，多服損肺傷心。虛者遠之。」總結下來，薄荷最有價值的功效是疏散風熱、清利頭目、疏肝行氣、利咽、透疹。清代陳士鐸在其著作《本草新編》中稱薄荷「與柴胡同有解紛之妙。然世人止知用柴胡，不知薄荷者，以其入糕餅之中，輕其非藥中所需也。不知古人用入糕餅中，正其取益肝而平胃，況薄荷功用又實奇乎。」薄荷與柴胡相比，可以平胃，薄荷本身也是食材，親近脾土系統，所以處理土木（脾土肝木）失調更有優勢。柴胡疏肝解鬱，對此功效，

陳士鐸又讚薄荷「薄荷不特善解風邪，尤善解憂鬱。用香附以解鬱，不若用薄荷解鬱更神也。」柴胡另一著名功效是和解表裡，陳士鐸又稱讚薄荷「夫薄荷入肝、膽之經，善解半表半裡之邪，較柴胡更為輕清。木得風乃條達，薄荷散風，性屬風，乃春日之和風也。和風，為木之所喜，故得其氣，肝中之熱不知其何以消，膽中之氣不知其何以化。世人輕薄荷，不識其功用，為可憫也。」在中藥的體系裡，這種對比或許可一讀，但在芳香療法中，因為沒有柴胡精油，所以對於這種對比，對於薄荷的拓展運用非常有價值。

李中梓在《雷公炮製藥性解》中記載「薄荷，味辛，性微寒，無毒，入肺經。主中風失音，下脹氣，去頭風，通利關節，破血止痢，清風消腫，引諸藥入營衛，能發毒汗，清利六陽之會首，祛除諸熱之風邪。」由此可見薄荷不僅能夠處理諸多問題，還有「藥引」的作用，將藥效透達營衛。除了作為藥引，薄荷的應用還可以有更多的臨床發揮，我們可以從清代周岩所撰的《本草思辨錄》中獲得啟示：「薄荷於頭目肌表之風熱鬱而不散者，最能效力。若配合得宜，亦可治上中焦之裡熱。涼膈散、龍腦雞蘇丸，以除胃熱、膽熱、腎熱，可謂用逾其分矣。逍遙散合煨薑，又能變涼風為溫風而治骨蒸勞熱，彼存膠柱之見者，得毋聞而驚怖耶。」古籍有時候並不僅僅是告訴我們一種藥物的功效，而是提供一種思路，通過配伍可以拓展中藥／精油的應用，尤其在芳香療法中，薄荷作為寒涼性質明顯的風藥，可以搭配其它精油處理各類問題，更顯珍貴，也可以通過配伍弱化其寒涼性質，只取其祛風之性。

辣薄荷精油是一款非常好用的精油，其清涼的特性，適合各類紅腫熱痛問題。產地不同的辣薄荷精油，化學成分略有差別，可見下表：

| 產地 | | 法國 | 印度 | 美國 |
|---|---|---|---|---|
| 化學成分 | 薄荷酮 | 43% | 32% | 27% |
| | 薄荷醇 | 32% | 36% | 41% |
| | 1,8- 桉油醇 | 3% | 7% | 6% |
| | 乙酸薄荷酯 | 4.5% | 5% | 5% |
| | 異薄荷酮 | 2.5% | 1.7% | 2.6% |

薄荷醇經過氧化後變成薄荷酮，在薄荷精油中，會同時存在這兩種成分，薄荷醇可以產生清涼感，緩解各類紅腫熱痛問題，薄荷酮在低劑量使用時沒問題，高劑量使用則會有輕微毒性，但這是指單成分的風險，如果使用精油，又經過稀釋，則會安全很多，除了孕婦、癲癇病患者及蠶豆病兒童要避免接觸，正常人群都可以放心使用，另外薄荷會影響乳汁分泌，所以哺乳期婦女要避免使用。

購買時除了關注產地，更重要還是留意成分報告，選擇適合自己的品種，以上三個產地中，法國產地價格最高。

英文名：Spearmint
拉丁名：*Mentha spicata*
植物科屬：唇形科薄荷屬
萃取部位：葉片

萃取方式：蒸餾
氣味形容：略帶甜味的薄荷香
主要產地：印度、西班牙

# 留蘭香

## 代表成分：

| | | | |
|---|---|---|---|
| 藏茴香酮 | 60%～65% | 檸檬烯 | 20%～22% |
| 1,8- 桉油醇 | 1%～3% | 月桂烯 | 2% |
| 雙氫藏茴香酮 | 1%～2% | β - 波旁烯 | 1%～1.5% |
| α - 松油烯 | 1% | β - 松油烯 | 1% |

## 生理功效：

• 抗黴菌、抗病毒，輔助治療帶狀皰疹
• 袪痰，緩解慢性和急性支氣管炎、呼吸道黏膜炎
• 袪風，處理風熱感冒、咽痛、頭痛、咳嗽
• 改善皮炎、痤瘡、毛孔阻塞
• 改善胃痛、胃酸返流、嘔吐、脹氣
• 處理腸熱症，改善熱性便秘
• 利尿，改善體液循環不佳
• 消退乳房脹奶和發硬，緩解乳腺炎
• 緩解白帶異常、陰道炎、私處搔癢
• 處理牙齦發炎疼痛，改善口臭

• 扭傷初期，有助鎮痛及化瘀
• 促進肌膚新生與修護，淡化疤痕
• 抑制皮膚發癢，處理蚊蟲叮咬

## 心理功效：

驅散低沉的氣能，提振萎靡的情緒，重新燃起熱情。

　　留蘭香又稱爲綠薄荷、青薄荷、香薄荷、花葉留蘭香，原產於南歐爲多年生草本植物，高 40～130 公分，莖直立，無毛或近無毛，葉片爲卵狀長圓形或長圓狀披針形，葉片邊緣有不規則鋸齒，開淡紫色花，呈圓柱形穗狀花序。

在古希臘時期，留蘭香被大量用於泡浴，羅馬人把它引進英國後，主要用來防止牛奶變酸結塊。到了中世紀，綠薄荷主要用來治療口腔疾病，比如牙齦腫痛及口臭等。

留蘭香英文名的前半段 Spear 是「矛」的意思，意指留蘭香的葉片邊緣尖銳，與辣薄荷同為唇形科薄荷屬，但精油化學成分不相同，留蘭香精油以藏茴香酮為主，比例非常高，這種單成分含量高的精油雖然功效未必多元全面，但往往力量專一，映襯矛的特性。

BBC 曾在 2007 年報導，土耳其研究人員發現，飲用留蘭香薄荷茶，有助降低雄激素水準，有的女性雄激素過高，出現多毛症、毛孔粗大、皮膚粗糙等男性特徵，導致多囊卵巢症候群從而影響受孕，研究發現留蘭香可以影響睾酮等雄激素的代謝，也可以直接影響雄激素的合成。研究人員還發現留蘭香提取物可以降低男性性欲，這也可能是由於雄激素水準降低所致。愛丁堡 MRC 人類生殖科學部門的首席研究員理查·夏普教授表示，這項研究表明天然植物產品雖然不直接含有激素，但可以對人體激素生成與合成產生影響。同時他提醒這項研究還需要進一步驗證，嚴重的多毛症或多囊卵巢症候群患者，仍需尋求醫生幫助。不過這項研究仍然為芳香療法帶來一些啟示性用法。

留蘭香精油含有高比例的酮類成分，這類成分的精油都不適合孕婦、癲癇病患者及蠶豆病兒童使用。

英文名：Sweet Basil

拉丁名：*Ocimum basilicum* ct Linalool

植物科屬：唇形柯洛勒屬

萃取部位：全株藥草

萃取方式：蒸餾

氣味形容：略帶甜味的香料類葉片香氣

主要產地：埃及、印度

# 羅勒

## 代表成分：

| | | | |
|---|---|---|---|
| 沉香醇 | 47%～55% | 1,8- 桉油醇 | 9%～10% |
| 佛手柑烯 | 4%～6% | 丁香酚 | 5%～7% |
| 杜松烯 | 1.5%～3% | 大根老鸛草烯 | 0.5%～4% |
| 愈創木烯 | 2% | 杜松醇 | 1%～3% |
| 乙酸龍腦酯 | 1% | 雙環大根老鸛草烯 | 1.5% |
| 月桂烯 | 1% | 布藜烯 | 0.8%～2% |

## 生理功效：

- 溫中行氣，消食提升胃口
- 緩解消化不良、腹瀉、嘔吐、胃痙攣、打嗝
- 抑制口腔潰瘍及牙齦炎
- 改善偏頭痛，頭痛、眩暈
- 激勵腎上腺素，提振精神，淨化思緒
- 抗病菌，緩解流感、支氣管炎、咳嗽、百日咳等症狀
- 祛風，有助發汗，處理外感風寒，幫助退熱
- 改善鼻竇充血，適合鼻炎人群
- 緩解肌肉疲勞、緊張、勞損
- 可降低尿酸值，改善痛風，促進循環
- 減輕乳房脹痛
- 改善經期腹痛
- 改善阻塞及粉刺肌膚，收縮毛孔
- 緊實肌膚，改善下垂和鬆弛
- 緩解黃蜂及昆蟲咬傷、驅蚊
- 改善暈車、暈船
- 有助改善濕疹及皮炎

## 心理功效：

化解低沉、頹廢的狀態，帶來積極向上的精神能量。

　　羅勒又稱爲薰草、蘭香、家佩蘭、翳子草、香葉草，是一年生草本植物，可長到 30～150 公分高，羅勒的葉片大而圓潤，十字對生，

邊緣光滑，葉面油亮，葉片大小爲 3～10 公分長，寬 1～5 公分，花爲淡紫色或白紫相間，喜日照，喜溫不耐寒。

羅勒有很多品種、多個化學（CT）類型，芳香療法較常使用甜羅勒，化學類型爲沉香醇型（Linalool），這個品種很溫和，小朋友也可以安心使用。

羅勒的種名源自希臘文，從國王（Basileum）演變而來，在基督教儀式中，淨身的聖油就含有羅勒成分。約翰・巴金森爵士在他的藥草學著作中如此形容羅勒：「羅勒的味道如此之好，非常適合用在國王的宮殿。」

古時候，人們利用羅勒來治療胸腔感染及消化道疾病，有些藥草學家還認爲羅勒能壯陽、促進性欲；十六世紀時，人們用它來治療頭痛、偏頭痛和感冒。

羅勒是意麵醬不可或缺的靈魂調料，也是常用的西餐調料，藥食同源的植物精油，大多都能助益脾胃系統。在中醫及阿育吠陀醫學中，都有將羅勒入藥的歷史。《本草綱目》記載「羅勒，辛，溫，微毒。調中消食，去惡氣，消水氣，宜生食。療齒根爛瘡，爲灰用之甚良。患呃嘔者，取汁服半合，冬月用乾者煮汁。其根燒灰，傅小兒黃爛瘡。」

羅勒精油很溫和，外用的話很安全，可以長期使用，功效也比較全面，是一款好用、常用的精油。

英文名：Marjoram

拉丁名：*Origanum majorana*

植物科屬：唇形科牛至屬

萃取部位：全株藥草

萃取方式：蒸餾

氣味形容：甜美、新鮮、清新的花葉香

主要產地：西班牙、埃及

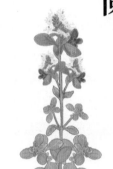

馬鬱蘭

## 代表成分：

| | | | |
|---|---|---|---|
| 萜品烯-4-醇 | 19%～25% | γ-萜品烯 | 16%～18% |
| 水合檜烯 | 13%～17% | 檜烯 | 10%～11% |
| α-萜品烯 | 10%～11% | 水芹烯 | 3%～6% |
| 異松油烯 | 3%～4% | 側柏烯 | 1%～2% |
| 月桂烯 | 2%～3% | 萜品醇 | 2%～3% |
| 對傘花烴 | 1%～2% | 檸檬烯 | 2%～3% |

## 生理功效：

• 強效放鬆，改善失眠及多夢

• 鎮痛，改善各種神經類疼痛

• 改善頭痛、偏頭痛

• 幫助放鬆緊張、僵硬的肌肉

• 緩解扭傷造成的疼痛，是運動後的活絡油

• 幫助身體排除毒素，還能活血化瘀

• 有助降低血壓、減輕心臟負擔

• 改善心悸、心律不齊、過度亢奮

• 促進局部血液循環，幫助代謝

• 兼具溫暖的特性，處理風濕及關節炎

• 減輕腹絞痛，改善腸胃脹氣，恢復腸道正常蠕動

• 放鬆痙攣的子宮，改善痛經及經期下背疼痛

• 淨化胸腔，解除呼吸困難，改善氣喘

• 鎮定呼吸道，輔助治療支氣管炎、感冒咳嗽、百日咳

• 抗病菌，清除阻塞，改善鼻竇炎、鼻炎

### 心理功效：

放下焦慮與不安，給予安慰，穩定心緒。

　　馬鬱蘭在中國植物志中的學名是甘牛至，又稱為馬約蘭、墨角蘭、甜馬鬱蘭、馬嬌蘭、馬荷蘭，為多年生草本植物，原產於地中

海，葉片呈橢圓形，葉面光滑，莖爲紅色，高 30～60 公分，開白色或粉色的小花。

馬鬱蘭的首碼 Marjor 意指「偉大」，古代人們認爲馬鬱蘭有延年益壽的功效，地位很高。在印度，馬鬱蘭是獻給濕婆與毗濕奴的供品。埃及人則將它獻給冥神奧裡西斯。在古希臘，人們用它烹飪食材以及作爲藥用植物，治療各種痙攣疼痛，認爲它是極有價值的解毒劑，還能幫助消化，希臘人稱馬鬱蘭爲 Amarakos，人們會爲新婚夫婦戴上馬鬱蘭花冠，象徵愛的榮耀。

希臘醫生狄歐斯寇里德曾調製一種藥膏 Amaricimum，就是以馬鬱蘭爲主要成分，可以強健神經。卡爾培波在處理呼吸道問題時也喜歡選擇馬鬱蘭，他認爲：「馬鬱蘭可以治療各種阻礙呼吸的胸部疾病，是治療氣喘、支氣管炎和感冒的最佳選擇。」

馬鬱蘭的拉丁名首字 Origanum 源於 oros（山）及 ganos（歡愉），意指山巒之喜樂，頗有超脫世俗的山林情趣。

馬鬱蘭是少有的可以抑制性欲的精油，特別適合在這方面有需求的人群使用，這也顯示出它是一款強鎮定的精油。

馬鬱蘭處理痛症，尤其是焦慮不安等情緒引發的痛症時，可以實現身體與心理的雙重舒緩功效。平時追求完美，對自己要求過高的工作狂，很適合用馬鬱蘭來放鬆高度緊張的神經。

馬鬱蘭和牛至（又稱爲野馬鬱蘭，英文名 Oregano，拉丁名 Origanumvulgare）是不同的精油，牛至精油含高比例的酚類，非常猛烈，易造成皮膚敏感，芳療中很少使用，購買時一定要注意區分。

## 快樂鼠尾草

英文名：Clary Sage
拉丁名：*Salviasclarea*
植物科屬：唇形科鼠尾草屬
萃取部位：全株藥草
萃取方式：蒸餾

氣味形容：給人安全感的堅果與藥草混合香味
主要產地：法國、俄羅斯、美國

### 代表成分：

| | | | |
|---|---|---|---|
| 乙酸沉香酯 | 50%～70% | 沉香醇 | 14%～36% |
| 大根老鸛草烯 | 3%～9% | α-松油醇 | 3% |
| 乙酸牻牛兒酯 | 2% | 牻牛兒醇 | 2% |
| 乙酸橙花酯 | 1% | 丁香油烴 | 0.1%～3% |
| 月桂烯 | 1% | 雙環大根老鸛草烯 | 0.5%～2% |
| 古巴烯 | 0.3%～1.5% | α-萜品烯 | 0.5%～3.5% |

### 生理功效：

• 平衡激素，處理經前症候群
• 調節經期不律，改善經血不足
• 改善更年期症狀，減輕煩躁
• 有助緩解產後憂鬱症
• 強化靜脈，收縮子宮、通經
• 有助降低血壓
• 放鬆神經，減緩壓力，有助緩解焦慮症
• 改善偏頭痛，尤其是壓力引起的頭痛
• 緩解胃痛，有助腸胃排氣
• 放鬆痙攣的支氣管，改善氣喘
• 放鬆肌肉，改善肩頸、腰背痛
• 緩解癲癇症狀
• 紓解壓力、緊張焦慮性功能障礙
• 改善流汗過多、盜汗、手汗、腳汗

• 平衡油脂分泌，適合油性肌膚
• 淨化油性頭皮，處理頭皮屑問題
• 改善脫髮、幫助頭髮生長
• 改善發炎和肌膚腫脹

### 心理功效：

緩解焦慮與憂鬱，放鬆、沉靜思緒，在混沌中看清未來，找到方向。

快樂鼠尾草在中國植物志中的學名是南歐丹參，原產於義大利、敘利亞和法國南部，可以長到 1 公尺高，喜陽，喜歡乾燥的土壤環境，葉子表面有皺褶，並覆蓋有腺毛，莖為四方形，也有絨毛覆蓋，花在莖的頂端，呈穗狀，有 2～6 朵，顏色為淡紫紅色到淡紫色，或白色到粉色。

快樂鼠尾草的英文名 clary 是從拉丁文 clarus 演化而來，意為「淨化」。尼古拉斯・卡爾培波曾在他的著作《完整草藥》（Complete Herbal）中記載一種快樂鼠尾草的用法：用種子具有黏液狀的外皮黏附眼睛上的異物，熬煮的藥汁對一些眼部疾病也有療癒作用，可以讓眼睛恢復明亮、清澈，也許是因為這種特性衍生了它的名字，快樂鼠尾草含有高比例的沉香酯和沉香醇，所以放鬆的效果特別好，可以舒緩痙攣疼痛，緩解痛經的同時還能幫助通經、平衡激素，是經前症候群的常用精油。除此之外，它放鬆的特性對現代人常見的腰背、肩頸痛也有很好的療癒效果。

快樂鼠尾草常常與藥鼠尾草混淆，後者的拉丁名是 Salvia officinalis，英文名是 Sage，又稱為白花鼠尾草，雖然都是唇形科鼠尾草屬，但這兩種植物萃取的精油，化合物結構和功效都不相同，鼠尾草的精油成分主要是側柏酮、樟腦、1,8- 桉油醇，側柏酮被認為是不太安全的成分，所以芳香療法基本不用鼠尾草精油，注意不要買錯了。另外，不同產地的快樂鼠尾草精油，精油成分會有所差異，留意成分報告。

快樂鼠尾草的氣味與麝香葡萄酒類似，過去有不法商人將快樂鼠

尾草精油混入劣質酒中，冒充高級的麝香葡萄酒販賣，引發嚴重的宿醉，源於快樂鼠尾草的強放鬆效果加上酒精的麻醉效果，所以，在飲酒後不適合使用快樂鼠尾草精油，以免引發宿醉不醒的情況。此外，在需要集中注意力的時候也要避免使用。

| 英文名：Melissa | 萃取方式：蒸餾 |
|---|---|
| 拉丁名：*Melissa officinalis* | 氣味形容：檸檬及淡淡的薄荷 |
| 植物科屬：唇形科蜜蜂花屬 | 蜂蜜、夾雜草本香味 |
| 萃取部位：全株藥草 | 主要產地：法國、義大利 |

# 香蜂花

## 代表成分：

| 牻牛兒醛 | 22%～24% | 丁香油烴 | 20%～24% |
|---|---|---|---|
| 橙花醛 | 18%～22% | 大根老鸛草烯 | 8%～9% |
| β-羅勒烯 | 3% | 香茅醛 | 1%～2% |
| 乙酸牻牛兒酯 | 1% | 葎草烯 | 1% |
| 牻牛兒醇 | 1% | 沉香醇 | 1% |

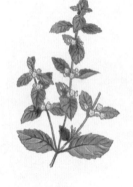

## 生理功效：

• 有助降血壓，改善心悸，心絞痛，心跳過速
• 被譽為心臟的補藥，還可以改善貧血
• 改善抑鬱症與多動症，調節精神紊亂
• 緩解呼吸道敏感症狀，緩解氣喘和咳嗽
• 緩解感冒症狀，改善感冒期間的頭痛與偏頭痛
• 具有安撫特性，改善腸絞痛、反胃
• 調順月經週期，規律排卵期，幫助受孕
• 有助改善甲亢，甲狀腺腫大
• 促進膽汁分泌，養肝
• 緩解皮膚過敏，對濕疹有益

• 潔淨油膩的皮膚與頭皮，改善脫髮
• 減輕蚊蟲叮咬造成的癢痛
• 快速止血，對傷口處理有益

### 心理功效：

理清混亂，重新找回生命的節律，並在心中撒下希望與積極的種子。

　　以往在芳療界中，將香蜂花稱為香蜂草，但中國植物志中的標準學名是香蜂花，香蜂草為唇形科美國薄荷屬，是不同的植物，應當加以區分。香蜂花以往會被錯誤歸類到唇形科香蜂草屬，但實際上中國

植物志將其歸類到唇形科蜜蜂花屬。香蜂花原產於俄羅斯，由羅馬人帶到北歐，為多年生草本植物，莖直立，多分枝，葉片呈卵圓形，耐寒，土壤適應性廣，在日照、半遮陰、乾燥貧瘠的土地均可生長，但含鐵豐富的土壤有助其生長。

Melissa 由拉丁文中的蜜蜂一詞演化而來，因為香蜂花散發檸檬甜香氣味，會吸引蜂群。在歐洲古老的教堂或神廟周圍，常栽種香蜂花以吸引蜂群采蜜，獲得的蜂蜜會作為祭祀用途。

拉丁名尾字 officinalis（藥用的），暗示了香蜂花很早就被當作藥草使用。阿拉伯和瑞典都有將香蜂花入藥的歷史。西方傳統會用香蜂花煮水，作為感冒時的茶飲。中世紀的醫師兼煉金術師帕拉塞爾蘇斯，認為香蜂花是「生命的萬金油」，可以治療消化科、婦科、神經科等各方面的問題，特別指出「香蜂花是治療心臟問題最好的選擇」，認為可以改善心悸，調節血壓。迪奧斯科里德斯認為香蜂花是調經藥、鎮定劑與癒創劑。

香蜂花在使用時不要追求高濃度，一般建議不超過 1%，有時候濃度越低，效果反而越好。

香蜂花是精油界極易被作假的精油，因為它的種植量不大，萃油率很低，約為 0.05%，所以有作假或摻假情況，雖然現在有所改善，但仍然存在。香蜂花精油的價格較高，購買需要選擇正規、可靠的途徑，以免買到假貨，即使是未摻假的香蜂花精油，品質也有較大差異，專業芳療師要仔細閱讀氣相色譜——質譜報告或 COA 文件。

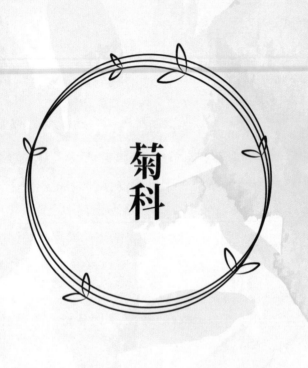

菊科

# 羅馬洋甘菊

英文名：Roman Chamomile

拉丁名：*Chamaemelum nobile* ／ *Anthemis nobilis*

植物科屬：菊科果香菊屬

萃取部位：花朵

萃取方式：蒸餾

氣味形容：新鮮草本與香甜蘋果混合的氣息

主要產地：法國、義大利、美國

## 代表成分：

| | | | |
|---|---|---|---|
| 當歸酸異丁酯 | 33%～39% | 當歸酸 2/3- 甲基丁酯 | 18%～21% |
| 當歸酸異戊酯 | 4%～5% | 當歸酸甲基丙酯 | 8%～10% |
| 反式松香芹醇 | 4%～9% | 異丁酸異丁酯 | 3%～6% |
| 反式松樟酮 | 4% | α- 松油烯 | 1%～2.5% |
| 異丁酸甲基丁酯 | 2%～3% | 甲基丙烯酸異丁酯 | 1%～3% |
| 丙酸丙酯 | 1%～2% | 其它酯類 | 5%～8% |

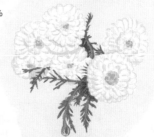

## 生理功效：

- 疏散風熱，平抑肝陽
- 清肝明目，清熱解毒，改善目赤腫痛
- 緩解心律不齊，改善神經性氣喘
- 緩和悶熱感的肌肉疼痛、身體紅腫熱痛
- 改善更年期症候群、熱潮紅、經前症候群
- 安撫中樞神經，處理神經炎，神經痛
- 改善精神緊張及壓力過大等壓力症候群
- 改善頭痛、偏頭痛、抽痛、耳痛、牙痛
- 安撫鎮靜，幫助睡眠障礙人群入睡
- 緩解腸胃不適，消化不良，腹痛，腸痙攣，胃灼熱
- 緩解嬰兒長牙不適，驚嚇，風熱發燒，水痘，腹痛

- 舒緩肌膚過敏，處理紅疹、熱疹、癢疹等
- 緩解肌膚乾癢、乾癬等皮膚不適
- 日曬過後的皮膚發紅，有安撫舒緩作用
- 緩解蚊蟲叮咬、濕疹、皮炎、燥紅症

## 心理功效：

平撫悲觀與煩躁，解除壓力，找回安全感。

羅馬洋甘菊在中國植物志中的學名是果香菊，又稱為白花春黃菊，以往芳療界將它歸類為春黃菊屬，實際上在中國植物志中歸類為果香菊屬。羅馬洋甘菊是多年生草本植物，有強烈的香味，高約 15～30 公分，葉片互生，長圓形或披針長圓形，二至三回羽狀全裂，開花時間是六到八月，枝頂為單生花冠，花心是黃色圓盤狀，花瓣為白色重瓣，呈射線狀散開，喜光，不適合過濕的土壤。

羅馬洋甘菊的英文名源於希臘文，意思是地上的蘋果，形容它的香味有如蘋果一般香甜。在埃及，高貴的羅馬洋甘菊用來在祭祀中獻給眾神。羅馬洋甘菊是中世紀廣泛運用的藥用植物，英國從十六世紀開始種植羅馬洋甘菊，在《符騰堡藥典》（the pharmacopoeia of Würtenberg）中，羅馬洋甘菊列示的功效為驅蟲、止痛、利尿、助消化。除了醫藥用途處，羅馬洋甘菊還廣泛用於香水、護膚品、嬰兒按摩油、牙膏等個人洗護品中。

派翠西亞認為，羅馬洋甘菊的止痛效果適合隱隱作痛，而薰衣草的止痛效果更適合尖銳和穿刺性的疼痛。

羅馬洋甘菊常用來製作草本茶飲，是食藥同源的草本植物，在芳香療法中運用廣泛，高比例的酯類成分帶來卓越的放鬆特性，精油很溫和，非常適合小朋友使用，幾乎對所有小朋友的日常問題，都有不錯的療癒效果，是兒童精油護理包中的必備精油。

羅馬洋甘菊精油的氣味和天然化合物成分，很容易發生差異，我曾經聞過偏草本味、甜味很少的羅馬洋甘菊精油，也聞過很甜美、藥草味很少的羅馬洋甘菊精油，一般認為，越甜美酯類成分越多，品質

越高，但受到產地、採收年份的氣候、土壤環境、栽種方式等多方面的因素影響，羅馬洋甘菊是精油中不太穩定的品種，購買時要留意成分報告，一般認為，歐洲產的相對品質較好。

## 德國洋甘菊

英文名：German Chamomile

拉丁名：*Matricaria recutita*

植物科屬：菊科母菊屬

萃取部位：花朵

萃取方式：蒸餾、超臨界二氧化碳流體萃取

氣味形容：溫和、給人安全感的草本氣息

主要產地：法國、保加利亞、埃及、德國

### 代表成分：

| | | | |
|---|---|---|---|
| α- 沒藥醇氧化物 A | 3%～33% | 金合歡烯 | 21%～66% |
| α- 沒藥醇氧化物 B | 4%～10% | 螺紋醚 | 3%～9% |
| α- 沒藥酮氧化物 A | 2%～8% | 母菊天藍烴 | 1%～6% |
| 大根老鸛草烯 | 2%～9% | 雙環大根老鸛草烯 | 2% |
| 二氫青黴烯 | 1%～2% | 羅勒烯 | 1%～2% |
| 杜松醇 | 0.1%～1% | 沉香醇 | 1% |
| 乙酸沉香酯 | 1% | 匙葉桉油烯醇 | 0.2%～0.6% |

### 生理功效：

- 疏散風熱，清瀉肝火，清熱解毒
- 有助降低體溫，幫助退熱，增強免疫系統
- 養肝利膽，有助改善黃膽
- 舒緩黏膜和皮膚敏感，功效卓越
- 輔助治療過敏性鼻炎、鼻竇炎、舒緩由此引發的面部腫脹及神經痛
- 輔助治療過敏性結膜炎，咽炎、口腔炎症
- 輔助治療關節炎、風濕性關節炎、脊椎炎、痛風、肌腱炎症、扭傷
- 改善下肢靜脈曲張，靜脈炎
- 緩解各類痛症，頭痛、胃痛、腸絞痛、肝經鬱熱型經痛
- 輔助治療尿道感染、膀胱炎等生殖泌尿系統炎症
- 輔助治療消化道潰瘍、十二指腸潰瘍、胃黏膜炎、結腸炎

- 緩解身體各類炎症，尤其是熱性炎症
- 緩解燥熱體質，處理皮膚和肌肉過熱問題
- 緩解皮炎、濕疹、蕁麻疹、燙傷、皰疹、帶狀皰疹
- 平撫紅血絲，改善乾燥易癢肌膚，緩解乾癬及各類搔癢
- 改善痘肌反覆發作、感染性傷口、潰瘍、疔瘡、膿瘡

### 心理功效：

放下猜忌、神經質的推理、臆測，回歸平和。

德國洋甘菊在中國植物志中的學名是母菊，原產於南歐和東歐，是一年生草本植物，莖高 30～40 公分，葉片狹長，雙羽狀或三羽狀，五月到八月開花，黃色花心是密佈的管狀花瓣，呈凸起狀，周圍是白色花瓣，有強烈的芳香氣味。

古埃及人將德國洋甘菊視為聖物，獻給太陽。盎格魯撒克遜人（Anglo-Saxons）認為德國洋甘菊是上帝賜予人類的九種神聖草藥之一。在古希臘、古羅馬都有使用它的記載。德國洋甘菊被列入 26 個國家的藥典，也是順勢療法的藥物之一。

在中醫古籍中也有記載甘菊花，雖然可能並非同種植物，但臨床使用上與古籍記載的功效相差無幾，所以值得參考。《本草從新》記載「甘菊花，甘、苦，微寒。備受四氣，飽經霜露，得金水之精，能益肺腎二臟，以制心火而平肝木。木平則風息，火降而熱除，故能養目血，去翳膜。治目淚頭眩。散濕痺遊風。」總結甘菊花的功效就是：疏散風熱，平抑肝陽，清肝明目，清熱解毒。

德國洋甘菊和羅馬洋甘菊，在過去的芳療書籍中常常混為一談，實際上，它們的成分差異非常大，羅馬洋甘菊以酯類成分為主，呈現放鬆、舒緩的特性，而德國洋甘菊以沒藥醇、沒藥醇氧化物、母菊天藍烴為主，呈現抗炎、抗過敏的特性，這是功效上的最大區別，雖然它們都可以用來緩解各類敏感和炎症，但作用的原理卻不盡相同。

沒藥醇氧化物的作用如同倍半萜醇，不同產地、批次的德國洋甘菊精油成分有較大差異，埃及產地以沒藥醇氧化物為主要成分，母菊天藍烴含量相對較高；法國產地以金合歡烯為主要成分，母菊天藍烴

含量相對較低。沒藥醇氧化物的作用主要是抗過敏、抗水腫、止痛，改善慢性皮膚炎及敏感肌膚的老化問題。金合歡烯具有激素效應，有助改善人際、兩性、親子關係，也適合處理生殖系統的問題。

母菊天藍烴是芳療中很重要、很耀眼、常被提起的天然化合物成分，它有卓越的舒敏抗炎效果，德國洋甘菊中母菊天藍烴含量的多寡也是衡量精油品質的重要標準。

超臨界二氧化碳流體萃取法獲得的德國洋甘菊精油，母菊天藍烴最高，可以達到 15%，另外含有金合歡烯 26%，沒藥醇 24%，沒藥醇氧化物，烯炔雙環醚 4%，沒藥酮氧化物 2%，匙葉桉油烯醇 1%～2%，呈現優異的天然化學結構，舒敏抗炎的效果最好。

德國洋甘菊精油容易氧化，最好放入冰箱保存。

英文名：Blue Tansy

拉丁名：*Tanacetum annuum*

植物科屬：菊科菊蒿屬

萃取部位：花葉

萃取方式：蒸餾

氣味形容：濃郁的藥草氣味

主要產地：摩洛哥

# 藍艾菊

## 代表成分：

| | | | |
|---|---|---|---|
| 檜烯 | 10%～22% | 母菊天藍烴 | 15%～20% |
| β - 松油烯 | 8%～9% | α - 水芹烯 | 5%～7% |
| 樟腦 | 6%～7% | 月桂烯 | 5%～6% |
| 3,6- 雙氫母菊天藍烴 | 2%～6% | 對傘花烴 | 4%～7% |
| α - 松油烯 | 2%～4% | 檸檬烯 | 2%～3% |
| 萜品烯 | 2%～3% | 樟烯 | 1% |

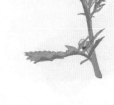

## 生理功效：

• 清熱解毒，疏散風熱

• 放鬆緊張的神經與壓力，鎮靜神經

• 改善偏頭痛、坐骨神經痛，風濕痛，關節炎

• 抗炎，用於身體各類炎症

• 降血壓，有助調節高血壓

• 抗過敏，用於皮膚和黏膜的各類敏感症

• 緩解過敏性鼻炎、鼻竇炎、氣喘

• 緩解皮膚過敏，搔癢，發炎，痘肌

### 心理功效：

化解憤怒、安撫暴躁情緒

　　藍艾菊原產於溫帶的歐洲和亞洲，為多年生草本植物，莖略帶紅色，分枝近頂部，有細小的複葉，黃色花朵簇生。

　　藍艾菊有著悠久的藥用歷史，首先將它作為藥草種植的可能是古希臘人。過去，人們會在修道院周圍種植藍艾菊，用來治療風濕病、

消化問題、發燒、疼痛以及麻疹。十九世紀，愛爾蘭民間用法中，認為藍艾菊可以治癒關節疼痛。在歐洲傳統中，藍艾菊被用作驅蟲劑和肉類防腐劑，還會用來防止瘧疾和發燒，也用來通經，所以孕婦要避免使用。2011 年有研究顯示，藍艾菊可以抑制單純皰疹病毒的活性。

藍艾菊含有高比例的母菊天藍烴成分，精油呈現美妙的藍色，在舒緩敏感和抗炎方面，表現出色。精油中有四大藍色天王，都是因為含有天藍烴而聞名，按照芳療中的使用頻率和適用範圍，從多到少分別為德國洋甘菊、摩洛哥藍艾菊、蓍草、南木蒿。

藍艾菊相較德國洋甘菊，檜烯的含量更高──適合處理慢性炎症；松油烯和對傘花烴──適合處理風濕關節炎、緩解關節骨骼疼痛、促進血液循環；水芹烯──幫助身體排除水分，祛濕。由此可見藍艾菊很適合用來處理關節、骨骼類的慢性炎症。藍艾菊的成分單萜烯相對較多，而德國洋甘菊則是倍半萜烯相對較多，所以兩者對比，德國洋甘菊是大分子，更加溫和，更適合用於皮膚和黏膜問題。德國洋甘菊含有更多的金合歡烯和大根老鸛草烯，更適合處理生殖系統的炎症。

英文名：Yarrow

萃取方式：蒸餾

拉丁名：*Achillea millefolium*

氣味形容：舒適、和緩的

植物科屬：菊科蓍屬

藥草香味

萃取部位：全株藥草

主要產地：法國、保加利亞

# 蓍草

## 代表成分：

| | | | |
|---|---|---|---|
| β- 松油烯 | 15%～22% | 檜烯 | 16%～23% |
| 大根老鸛草烯 | 9%～23% | 丁香油烴 | 10%～15% |
| 母菊天藍烴 | 4%～10% | 艾蒿酮 | 3%～5.5% |
| α- 松油烯 | 2%～4% | 1,8- 桉油醇 | 2%～4% |
| 萜品烯 -4- 醇 | 2%～3% | 月桂烯 | 0.2%～1% |
| 萜品烯 | 0.5%～2% | 檸檬烯 | 0.5%～1% |
| α- 側柏烯 | 0.2%～0.8% | 丁香油烴氧化物 | 0.6%～2.5% |
| 對傘花烴 | 0.5% | 蓽草烯 | 0.5% |
| 雙環大根老鸛草烯 | 0.5% | 羅勒烯 | 0.5% |

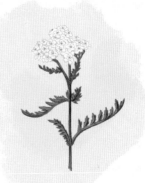

## 生理功效：

- 刺激消化液分泌，促進吸收，開胃
- 刺激膽汁分泌，幫助分解脂肪
- 改善腹絞痛、脹氣、腹瀉
- 促進循環系統，改善靜脈曲張、痔瘡
- 調節泌尿系統，改善尿液滯留及尿失禁
- 改善經期不律，調整經量，改善痛經
- 改善更年期症候群
- 女性生殖系統的調節劑，有類似荷爾蒙的作用
- 具有抗炎功效，輔助治療神經炎、肌腱炎、盆腔炎等
- 有發汗、祛風之效，可處理風證頭痛及風邪感冒
- 緩解背痛、風濕痛、神經痛、頭痛，
- 改善關節退化，肩頸僵硬

- 有助疏通汗腺，促進排汗，有助降溫
- 改善感冒時的頭疼問題
- 收斂油性膚質，改善發炎傷口、割傷、龜裂、潰瘍
- 改善老化肌膚，促進細胞新生，舒緩皮膚敏感
- 有名的頭皮滋養劑，刺激毛髮生長，改善脫髮
- 止血，抗感染，促進傷口癒合，外傷良藥

## 心理功效：

連結內心的真實想法，激發潛意識層以及創造的靈性。

在以往芳療界中，將蓍草稱爲西洋蓍草，但實際上，在中國植物志中西洋蓍草是另一種植物，拉丁名爲 Achillea setacea，又稱爲絲葉蓍，因此爲了加以區分，改用蓍草這個名字。蓍草又稱爲歐蓍，千葉蓍，鋸草，蚰蜒草，爲多年生草本植物，廣泛分佈於歐洲、非洲北部、伊朗、蒙古、俄羅斯、西伯利亞，高約 40～100 公分，葉片爲雙羽狀或三羽狀，呈螺旋狀排列在莖上，看上去有點像蕨菜，開白色、粉色或淡紫紅色小花，一簇有 15～40 朵，具有強烈而甜美的香味。

無論東西方，蓍草都被認爲是一種靈草，相傳這種草能長千年而莖數三百，蓍草是草本植物中生長時間最長的一種草，它的莖又直又長，古人相信用這種草占卜有加持通靈的作用。「蓍」這個字，上部爲草字頭，中間爲一個老，下部爲日，意思是老者站在太陽下，以草作爲工具進行占卜活動。《直方周易》中詳細記載了用蓍草占卜的方式，選 50 根蓍草莖，用術數的方式演變出卦象，從而獲得對未來事物的預判。

在西方，蓍草也常和算命卜卦聯繫在一起，蘇格蘭人用它做護身符或幸運符，人們認爲它有驅逐邪靈的威力。年輕的少女則會將蓍草置於枕下，以此祈禱遇見真愛。希臘神話裡，蓍草在特洛伊戰爭中用來治療創傷，蓍草也被稱爲軍隊的藥草。

《本草綱目》記載「蓍乃蒿屬，神草也。故易曰：蓍之德，圓而神。蓍葉，主治痞疾。」

蓍草精油相較德國洋甘菊和摩洛哥藍艾菊精油，擁有最多的松油烯，適合輔助治療過敏性和炎症性疾病，丁香油烴適合消化系統問

題，加上檜烯和大根老鸛草烯，使它成爲處理各類炎症的多能手，肌肉、關節、消化、泌尿、生殖系統，都很適合。

英文名：lnula

拉丁名：*Inula graveolens*

植物科屬：菊科旋覆花屬

萃取部位：全株藥草

萃取方式：蒸餾

氣味形容：複雜的草本香味
混合天然樟腦上揚的氣息

主要產地：法國

## 小花土木香

### 代表成分：

| | | | |
|---|---|---|---|
| 乙酸龍腦酯 | 49%～55% | 龍腦 | 9%～20% |
| 樟烯 | 5%～7% | 青蒿酸 | 2%～5% |
| β-丁香油烴 | 2%～3% | 2,3-去氫-1,8-桉油醇 | 1.5%～2.5% |
| 丁香油烴氧化物 | 1%～2% | 杜松醇 | 1%～3% |
| 乙酸薰衣草酯 | 0.2% | 順式乙酸辛酯 | 0.15% |
| 乙酸桃金孃酯 | 0.04% | β-松油烯 | 0.8% |

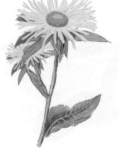

### 生理功效：

- 強效祛痰，強效抗痙攣
- 處理久咳不愈、支氣管炎、慢性支氣管炎
- 抗菌，抗真菌，處理呼吸道及肺部感染症
- 處理感冒、鼻竇炎、咽喉炎、肺炎、氣喘、慢性阻塞性肺病
- 鎮痛，放鬆自主神經系統
- 鎮靜強心，處理心悸、心律不齊、心臟無力
- 擴張血管，抗凝血，有助改善冠狀動脈阻塞、高血壓

- 小花土木香適合低濃度使用，謹慎用於體弱人群
- 孕婦、癲癇病、蠶豆病患者不適用

### 心理功效：

打開心中的淤結，展開胸懷，再度接納。

在以往芳療界中，將小花土木香稱爲土木香，但因爲中國植物志中土木香是另一種植物，拉丁名爲 Inula helenium，俗稱青木香、堆心菊，所以爲了加以區分，在此使用小花土木香這一名稱。小花土木香原產於亞洲，爲一年或多年生草本植物，莖葉有細小絨毛，秋天開

黃色小花，射線狀散開，花葉都比較小，現在遍佈地中海沿岸。

　　小花土木香精油是一款非常強大的精油，屬於不常出手，但一出手便顯現非凡的那種角色。它有非常強大的融解黏液的功效，對於各種痰咳或是肺部深處有痰咳不出、一些慢性呼吸道疾病，都有很好的療癒力，對於常用的化痰類精油無法解決的問題，使用小花土木香精油的效果都非常好。

　　在抗菌、處理感染炎症方面，小花土木香精油也非常強大，對於痰液不易排解，導致細菌滋生的難纏性感染症，都可以用它處理。在中醫裡，「痰」是廣義的，並不局限於感冒咳嗽的痰液，因爲過食肥甘厚膩的食物，以及傷害脾胃的不良生活習慣，會讓身體產生痰與濕，尤其是海鮮、魚類和乳製品，特別容易生痰，如果缺乏運動，身體更加難以代謝，如果此時再有氣滯、寒濕、濕熱、血瘀等，就可能引發三高、結節、腫瘤、動脈阻塞等一系列問題，小花土木香精油不僅能處理狹義的咳嗽之痰，也能處理廣義的身體之「痰」，作爲痰阻體質的重要精油，依據個人情況，配伍其它行氣、化瘀、升陽等精油，可以展現卓越的效果，使用上要注意把控濃度，長期調理的話，建議與其它化痰類精油輪換使用。

　　小花土木香精油是非常迷人的藍綠色，這是因爲精油在銅爐中蒸餾時，精油中的一些微量成分與銅發生反應造就的，如果在不鏽鋼爐中蒸餾，精油則呈現淡黃色。小花土木香精油的藍綠色，讓人感覺非常神秘，在精油中也是特別的一員，一如它的特性。小花土木香精油的天然化合物結構很複雜，有非常多的成分構成，映襯它的神秘，一

些倍半萜內酯成分，雖然僅含微量，卻很大程度影響著它的功效，等於酮類加氧化物類的雙重功效，而酯類又有著放鬆抗痙攣的特性，加上一些未深入檢測和研究的成分，讓小花土木香整體的特性呈現彪悍與溫和的雙面性。芳療界運用這款精油的歷史並不長，未來，隨著更深入的研究與運用，相信它會成為一顆耀眼的明星！

我對小花土木香精油的印象非常深刻，緣於兩件事：多年前，有次孩子咳嗽一直不好，平常使用有效的精油這次都不見效果，每晚聽孩子的咳嗽聲，讓我內心焦急難以入睡，後來，我突然想到小花土木香精油，我將它加入止咳膏稀釋後使用，在為孩子塗抹當晚，他整夜都沒有咳嗽，那種欣喜，真的無以言表，宛如發現了一款寶藏精油，繼續使用兩天，孩子久未痊癒的咳嗽康復了。我把這個經驗分享給一位芳療同仁，不久後，她也遇到了嚴重的咳嗽，她想起我的分享，拿起小花土木香，將一滴純精油抹在胸口，很快她就感覺到呼吸不暢、胸悶，情急之下，趕緊用舒緩的精油（應該是馬鬱蘭或快樂鼠尾草精油）來緩解，這才化險為夷。事後，她告訴我這個經歷，坦言小花土木香精油太可怕了，以後都不會想要用它了！我只能報以苦笑。

這兩個經歷讓我對小花土木香有了深刻的理解，對於「拋開劑量談療效／談危險」這句話，更是心有戚戚，很多精油，在高濃度和低濃度使用時，呈現全然相反的特性，所以，對於精油我們要保持審慎與敬畏，深入研究，恰當運用。因為使用不當就全然否定一款非常有價值的精油，其實是很可惜的，我個人非常看好小花土木香，雖然我不常用它，但在我心目中，這是一款未經全面開發的寶藏精油！

英文名：Helichrysum

拉丁名：*Helichrysum italicum*

植物科屬：菊科擬蠟菊屬

萃取部位：花朵

萃取方式：蒸餾

氣味形容：溫和的蜂蜜夾雜草本花香的氣味

主要產地：法國、義大利、摩洛哥

# 永久花

## 代表成分：

| | | | |
|---|---|---|---|
| 乙酸橙花酯 | 23%～34% | 義大利雙酮 | 9%～16% |
| 檸檬烯 | 4%～6% | γ 薑黃烯 | 7%～12% |
| 丙酸橙花酯 | 5%～6% | 芳薑黃烯 | 3%～4% |
| α-松油烯 | 2%～4% | 橙花醇 | 2%～3% |
| 紫杉醇 | 1%～4% | 4,6-一甲基環己烷-3,5-二酮 | 0.2%～2% |

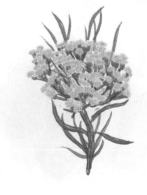

## 生理功效：

- 疏肝利膽，處理肝氣鬱結及膽汁分泌異常
- 強效化瘀，處理各類外傷、心因及身體瘀滯
- 抗凝血
- 活血化瘀及疏通效果，適合乳腺及子宮因為瘀滯導致的問題
- 抗菌，抗黴菌，處理腳氣與皮癬
- 抑制單純皰疹，念珠菌感染，還能處理膀胱炎
- 刺激免疫系統，輔助提升免疫力與身體自癒力
- 抗發炎，緩解風濕症及關節炎
- 強化呼吸系統，輔助治療感冒、發燒、氣喘
- 祛痰，抗痙攣，輔助治療支氣管炎、咳嗽、百日咳

- 改善頭痛與偏頭痛，還有助降血壓
- 著名的回春精油，促進細胞再生，重建肌膚組織
- 淡化疤痕、處理粉刺、濕疹、瘤、乾癬、褥瘡
- 抗過敏，緩解搔癢，處理皮膚過敏

## 心理功效：

放下過往的痛苦，或是原生家庭帶來的傷害，重建內心的陽光。

永久花分佈於非洲、馬達加斯加、歐亞大陸等地，是一年生或多年生草本灌木，60～90公分高，葉子是長圓形或披針形，扁平狀，兩邊都有短絨毛，有倒刺，有許多頭狀花序和平頂傘房花序或圓錐花序，花朵是黃色，只要有陽光，即使是在貧瘠的土壤和惡劣的條件下，也能很好地生長。拉丁名 Helichrysum italicum 意為「義大利的金色太陽」，法文名稱 Immortelle 指代不朽或永恆，因為永久花乾枯後也仍然保持原來的樣子，沒有太大的變化，就像時光被冰凍了一般。永久花精油在幫助女性永葆青春上面，效果也很好，可以促進細胞新生，細嫩肌膚。

永久花的學名是義大利臘菊，注意和蠟菊（Helichrysum bracteatum）區分，兩者為不同的植物。永久花精油用途非常廣泛，被稱為芳香療法中的「超級山金車」，山金車油是一種植物浸泡油，具有促進血液循環，祛除瘀青，緩解扭傷、肌肉疼痛，強化皮膚功能，處理神經性皮炎，加速傷口和皮膚新陳代謝，促進新生的功效，永久花含有非常重要且罕見的雙酮成分，造就其超越山金車的顯著功效。

在醫學和芳香療法中，永久花具有重要的地位，因為它有助於肝臟、消化道、呼吸道、血液循環和皮膚問題，非常溫和，功效卻很強大。永久花用來處理眼部細紋、黑眼圈效果很好，有趣的是，中醫認為熬夜傷肝，故需用菊花清肝明目，而永久花也是菊科植物，其化瘀效果可以淡化熬夜造成的黑眼圈，雖然解釋的原理不盡相同，但大自然的療癒力總是相通的。

永久花精油在芳療中的運用歷史並不長，卻已經成為不可取代的

精油，無論是居家還是外出旅行，都是精油包中必不可少的一支。永久花精油很溫和，老人或嬰童也可以放心使用，有小寶寶的家庭，建議備上這支急救精油，它和薰衣草精油組合在一起，最適合用來處理小朋友無法避免的一些小外傷和各類皮膚問題。對於女性來說，常常瘀滯的情緒與身體，永久花精油也是一款非常重要的調養油。除此之外，永久花精油與薰衣草精油一樣，可以作為配方的引子，提升配方整體的功效，用途非常廣泛。未來，隨著研究與臨床運用的深入，永久花精油一定會持續發光發熱，成為一款明星精油。

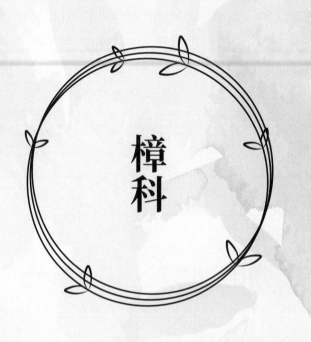

樟科

英文名：Cinnamon Bark

拉丁名：*Cinnamomum zeylanicum ／ Cinnamomum verum*

植物科屬：樟科樟屬

萃取部位：樹皮

萃取方式：蒸餾

氣味形容：芳香、清甜的肉桂香味

主要產地：斯里蘭卡、馬達加斯加、印度

## 錫蘭肉桂皮

### 代表成分：

| | | | |
|---|---|---|---|
| 肉桂醛 | 60%～75% | 乙酸肉桂酯 | 2%～5% |
| 丁香酚 | 3%～8% | 沉香醇 | 0.7%～5% |
| 對傘花烴 | 0.3%～4% | β-丁香油烴 | 5%～7% |
| α-松油烯 | 0.3%～4% | 1,8-桉油醇 | 0.6%～3% |
| 苯甲酸苄酯 | 0.3%～2% | 水芹烯 | 0.3%～0.6% |

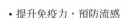

### 生理功效：

- 補火助陽，輔助治療陽虛諸症
- 溫中散寒止痛，特別適合寒性疼痛
- 溫經通脈，改善寒凝血瘀
- 引火歸元，改善虛陽上浮導致的面紅、心悸、牙痛、失眠等症
- 改善脾胃虛寒造成的消化不良、腹痛、脹氣
- 祛風健脾胃，雙向調節虛寒性便秘與腹瀉
- 緩解感染性結腸炎，結腸積氣等
- 緩解經期寒性痛經，通經，調節月經量過少
- 改善循環不良，肌肉酸痛，關節疼痛
- 強勁的抗菌劑，抗病毒、抗真菌
- 提升免疫力，預防流感
- 促進血液循環，快速提升體表溫度，紅皮劑
- 改善性冷淡

### 心理功效：

帶來陽性積極能量，重新燃起生命之火。

　　錫蘭肉桂樹原產於斯里蘭卡，是常綠喬木，有厚厚的樹皮，樹高 10～15 公尺，葉片呈卵形，葉面有三條細絡，整株樹都散發強烈芳

香，漿果、葉片與樹皮都可萃取精油。

　　肉桂是古老的香料，在中國、古埃及、古印度都廣泛運用。羅馬人把肉桂用在著名香水「Susinum」中；希臘人用肉桂治療消化道及感染性疾病；埃及人也把肉桂作為治療膽汁過多的絕佳良藥，還用肉桂來防治傳染病以及用於防腐；在九世紀的歐洲，肉桂被加入酒中製成調情酒，認為可以增強性欲。

　　時至今日，肉桂仍是國人廚房必不可少的調味品，是藥食同源的香料，在中國香史中也運用廣泛。錫蘭肉桂皮精油聞上去像香料的辛香味道，夾雜一絲甜香，品質上乘的錫蘭肉桂皮精油，能給人帶來愉悅的聞香體驗，特別適合冬天使用，無論是西方的肉桂紅酒，還是中國的美食佳餚，都寓意著團圓的溫暖感，讓人心生愉悅。

　　中藥肉桂細分了不同品類，靠近地面的樹皮剝下來，壓成平板狀，或不經壓制兩邊略向內彎曲，稱為板桂；中段樹幹的樹皮剝下來，放在模型裡壓制成兩邊卷曲、中間凹陷的形狀，稱為企邊桂；樹枝剝的皮自然卷曲後，變成筒狀，稱為筒桂、桂通；肉桂皮去掉表面的栓皮，稱為桂心；一般認為最好的是企邊桂，最佳產地為越南清化。

　　李中梓在《雷公炮製藥性解》中記載了肉桂不同部位的名稱與藥效：「其在下最厚者，曰肉桂，去其粗皮為桂心，入心、脾、肺、腎四經，主九種心疼，補勞傷，通九竅，暖水臟，續筋骨，殺三蟲，散結氣，破瘀血，下胎衣，除咳逆，療腹痛，止瀉痢，善發汗。其在中次厚者，曰官桂，入肝、脾二經，主中焦虛寒，結聚作痛。其在上薄者，曰薄桂，入肺、胃二經，主上焦有寒，走肩臂而行肢節。肉桂在

下，有入腎之理；屬火，有入心之義；而辛散之性，與肺部相投；甘溫之性，與脾家相悅，故均入焉。官桂在中，而肝脾皆在中之臟也，且經曰：肝欲散，急食辛以散之，以辛補之；又曰：脾欲緩，急食甘以緩之，以甘補之。桂味辛甘，二經之所由入也。薄桂在上，而肺胃亦居上，故宜入之。」這一段，詳細講解了肉桂全株樹皮都有藥用價值，入心、肝、脾、肺、腎五臟。官桂在古代爲上等肉桂，是進貢給皇宮的優質藥材，到了近幾十年，有很多藥材商人把肉桂中品質最差的、肉桂枝剝的皮，也就是桂通稱爲「官桂」，所以需留意古今對於官桂的含義是不同的。

清代吳儀洛在《本草從新》中記載「肉桂，辛、甘，大熱。有小毒。氣厚純陽。入肝腎血分，補命門相火之不足，益陽消陰，治痼冷沉寒。下焦腹痛，奔豚疝瘕，疏通百脈，宣導百藥。能抑肝風。而扶脾土。療虛寒惡食，濕盛泄瀉。引無根之火，降而歸元，從治咳逆結氣，目赤腫痛，格陽喉痺，上熱下寒等證。通經催生墮胎。」這裡所說的墮胎主要是指肉桂有辛熱動血之性，對於肉桂有小毒，各醫家看法不一，清代汪昂所撰《本草備要》關於肉桂的記載特意把「有小毒」三字去除了。肉桂的功效可以總結爲：補火助陽，散寒止痛，溫經通脈，引火歸元。

《本草綱目拾遺》中還記載了肉桂油「粵澳洋舶帶來，色紫，香烈如肉桂氣。或雲肉桂脂也，或雲肉桂子所榨，未知孰是。性熱，氣猛。入心脾，功同肉桂。」從這段描述來講，此處的肉桂油或許是浸泡油，古人對其來源也不是非常清晰，但這是一個有趣的記載。

錫蘭肉桂皮精油是非常有價值的一款精油，除了處理寒凝諸證，還能引火歸元，現代人思慮重運動少，貪食冷飲、喜歡吹冷氣，常常有陽虛兼陽浮問題，貿然使用熱性的精油，很容易上火，就是所謂的虛不受補，錫蘭肉桂皮精油可以很好地補陽，又能將虛浮在上的「火」回歸本位，非常適合現代人常見的陽虛陽浮體質。

　　肉桂性熱，這類精油不適合陰虛火旺，內有實熱，血熱妄行出血者及孕婦使用，或者經過辨證後，配伍其它精油使用。

英文名：Cinnamon Branch

拉丁名：*Cinnamomum zeylanicum* ／ *Cinnamomum verum*

植物科屬：樟科樟屬

萃取部位：葉片

萃取方式：蒸餾

氣味形容：芳香、清新的肉桂香

主要產地：斯里蘭卡、馬達加斯加、印度

## 錫蘭肉桂葉

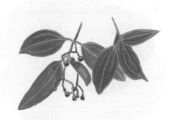

## 代表成分：

| | | | |
|---|---|---|---|
| 丁香酚 | 75%～82% | β-丁香油烴 | 3%～6% |
| 苯甲酸苄酯 | 2.5%～4% | 乙酸丁香酯 | 0.8%～3.5% |
| 沉香醇 | 2%～3.5% | 乙酸肉桂酯 | 0.8%～2% |
| α-松油烯 | 0.8%～1.2% | 水芹烯 | 1.5%～2% |
| 肉桂醛 | 0.5%～1% | 檸檬烯 | 0.3% |
| 古巴烯 | 0.5%～0.8% | 黃樟素 | 0.6%～0.9% |

## 生理功效：

- 發散風寒，發汗解表，用於風寒表證
- 溫通經脈，用於寒凝血瘀證
- 處理脾胃虛寒造成的消化不良、腹痛、脹氣
- 改善循環不良，肌肉酸痛，關節疼痛
- 雙向調節便秘與腹瀉，處理虛寒體質的急性腸胃炎
- 處理風濕痛，風寒痹症

- 強勁的抗菌劑，抗感染
- 提升免疫力，流感期間預防傳染

### 心理功效：

驅散陰霾，使虛弱無力的身心恢復健康。

錫蘭肉桂葉精油可以大致參考中藥桂枝，不同之處在於精油是用肉桂樹的枝葉來萃取，中藥桂枝是用肉桂樹的嫩枝，沒有葉。

《本草從新》中記載「桂枝，辛甘而溫。氣薄升浮，入太陰肺、

太陽膀胱經。溫經通脈，發汗解肌。治傷風頭痛，傷寒自汗，調和營衛，使邪從汗出而汗自止。亦治手足痛風，脅風，桂性偏陽，陰虛之人，一切血證，不可誤投。」桂枝的功效可以總結為發汗解表，溫通經脈，助陽化氣，強心降逆。

桂枝是非常重要的一味中藥，可以處理寒凝血瘀證，這一點可以結合桂枝的特性來加以理解：桂枝本身不是活血化瘀藥，但是它有助於消散血脈當中的寒邪，行動脈之血，使血脈流暢，所以它常常配伍活血化瘀藥，治療寒凝血瘀引起的月經失調、痛經、癥瘕，甚至於跌打損傷，所以瘀血如果是屬於寒證，就會用桂枝配伍活血化瘀的藥，有助於驅逐血脈中的寒邪，增強活血化瘀藥的效果。而對於風寒痹證，也是同樣的道理，桂枝本身不是典型的祛風濕藥，但它很擅長於和祛風濕藥同用，增強祛風濕的效果。

西班牙穆爾西亞大學（Universidad de Murcia）2007 年的一項研究發現，錫蘭肉桂皮／葉精油都具有豐富的抗菌和抗炎特性。葉片精油有較高的丁香酚含量，丁香酚是一種抗菌防腐劑和麻醉劑，是治療疼痛的理想選擇，它還可以通過提振心情和鼓勵正面精神能量，來減輕悲傷的情緒與壓力。在肉桂皮精油中，高含量的肉桂醛，有強效的抗菌和抗病毒性能，對微生物有很強抑制作用，同時，肉桂皮精油也是很好的植物殺蟲劑。

錫蘭肉桂皮／葉精油在使用時都需要注意劑量的把握，不可濃度過高。不過，在臨床中西方人和東方人對錫蘭肉桂皮／葉精油的皮膚耐受度是不同的，東方人普遍耐受度更高，這可能源於我們長期在飲

食中都有接觸肉桂的原因，而且黃種人相較於白種人，皮膚更不容易敏感，我曾經在治療自己的虛寒性急性腸胃炎時，將錫蘭肉桂葉／皮兩種純精油直接塗抹於皮膚，完全可以耐受。當然，每個人對精油的耐受度是不同的，對於刺激性較高的精油，在高濃度使用前進行皮膚測試是有必要的，而且高濃度只適合於急症，長期的身體調理不建議高濃度使用。

玫瑰樟（花梨木）

英文名：Rosewood
拉丁名：*Aniba rosaeodora*
植物科屬：樟科阿尼巴樟屬
萃取部位：枝葉、木材

萃取方式：蒸餾
氣味形容：玫瑰花香混合木香，細緻而迷人
主要產地：巴西亞馬遜地區

## 代表成分：

| | | | |
|---|---|---|---|
| 沉香醇 | 83%～88% | 順式沉香醇氧化物 | 1%～1.5% |
| 牻牛兒醇 | 0.5%～1.8% | 反式沉香醇氧化物 | 0.9%～1.2% |
| 苯甲酸苄酯 | 1%～2% | α-松油烯 | 0.3%～1.5% |
| β-松油烯 | 0.2%～1.6% | 檸檬烯 | 0.3%～1.5% |
| 1,8-桉油醇 | 0.2%～2% | 蛇床烯 | 1.5%～2.5% |
| a-萜品醇 | 0.5%～1% | 匙葉桉油烯醇 | 0.4%～1% |

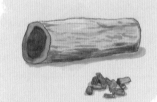

## 生理功效：

- 木質精油，補氣、行氣，適合氣虛、氣滯體質
- 非常溫和安全，有助提升免疫力
- 改善呼吸道感染，是極有價值的抗菌劑
- 緩解喉嚨發癢、咳嗽，黏膜炎症
- 溫和的止痛劑，鎮靜神經，緩解頭痛
- 改善生殖泌尿系統的感染症
- 適合加入各類慢性疾病調理的配方中
- 活化肌膚，抗衰老，減輕皺紋
- 促進肌膚新生，淡化妊娠紋與疤痕
- 保濕，美白，平衡水油
- 溫和殺菌，治療痤瘡肌膚

- 消炎促進癒合，改善痘印、痘坑
- 舒緩肌膚敏感，修復皮脂膜、皮脂腺
- 改善皮炎、濕疹、龜裂等各類皮膚問題
- 有助於改善性功能障礙

### 心理功效：

穩定脆弱的神經、撫慰受傷的心靈，強化毅力，發展耐力。

　　薔薇管花樟又稱為玫瑰安妮樟，過去芳療界稱薔薇管花樟為「花梨木」，但花梨木這個名字非常容易混淆，在中國植物志中，紅豆

樹 Ormosia hosiei、海南黃檀 Dalbergia hainanensis、花櫚木 Ormosia henryi、降香 Dalbergia odorifer，這四個樹種都被俗稱為花梨木，因此為了更好地區分，建議將花梨木這一名稱，改為玫瑰樟，一方面其英文名前面是 Rose，即玫瑰；另一方面屬樟科；使用玫瑰樟這個名稱很容易記憶。不用英文名 Rosewood 直譯玫瑰木這個名字，是因為玫瑰木在中國植物志中是另一種植物 Rhodamnia dumetorum，要避免再次引起混淆。

玫瑰樟是生長在巴西亞馬遜森林中的常綠樹種，高度可達 30～50 公尺，直徑可達 2 公尺，整棵樹都散發芳香。

瑪麗蓮・夢露曾說，她的睡衣上只用 Chanel No.5 香水，這款香水被譽為世界上最著名的香水之一，它的氣味除了有茉莉、依蘭、玫瑰、橙花、佛手柑、香根草、岩蘭草，還有非常重要的玫瑰樟。

玫瑰樟精油的氣味非常好聞，是一款極好用的精油，也是讓人心情複雜的精油，因為玫瑰樟一度瀕臨滅絕。玫瑰樟的氣息夾雜著玫瑰花香與木質香，因此英文名為 Rosewood，其豐富多元的氣味被香水業追捧，同時玫瑰樟也受到傢俱業的青睞，以致於玫瑰樟遭到大規模無節制的砍伐，在 20 世紀 50 年代，玫瑰樟的年產量是 450 噸，後來降低到 150～300 噸，而到了 2005 年則下降到 40 噸。在 1992 年 4 月，玫瑰樟被巴西環境與自然資源研究所列為瀕危樹種。

為了保護這種珍貴的樹種，同時解決香水工業的需求，坎皮納斯州立大學自然產品化學實驗室的 LauroBarata 教授於 1998 年開發了一個從玫瑰樟枝葉中提取精油的項目，認為枝葉萃取的精油品質與從木

材萃取的精油相似。3 年半以上樹齡的玫瑰樟，就可以開始萃取枝葉精油，可以重複採收；而要萃取木心精油，則需要 25 年以上樹齡，且必須砍伐樹木，只能一次性獲取精油。從枝葉萃取的玫瑰樟精油，大大緩解了緊張的供需關係，讓玫瑰樟的可持續發展獲得一線生機。

木心萃取的玫瑰樟精油，以沉香醇（高達 90% 以上）為主要成分，雖然枝葉萃取的玫瑰樟精油，沉香醇含量也可以達到 80% 以上，甚至少數能達到 90%，但其實精油不能只看天然化合物成分構成，木心和枝葉萃取的精油，它的「氣」是不同的，木心萃取的精油有點像低配版的檀香，有補氣的效果，但枝葉萃取的精油則極少這方面的特性。目前能買到的絕大多數是枝葉萃取的玫瑰樟精油，對於護膚來說也足夠了，木材萃取的玫瑰樟精油現在很難買到，一定要用在最需要它的地方，才是對珍稀資源最大的尊重。

玫瑰樟的功效非常多，尤其用於護膚，幾乎適合所有的膚質，無論是青春期的痘肌調理還是年輕肌膚的保濕美白需求，抑或是熟齡肌的促進新生、抗衰訴求，它都能勝任，堪稱卓越特性的精油。

玫瑰樟中高比例的沉香醇成分，是一種很溫和的天然化合物，有抗菌的效果，非常適合虛弱人群的各類炎症問題。它的氣味很好聞，很適合長期薰香用以提升免疫力。無論是居家還是旅行，都是精油包中必備的一款。玫瑰樟很溫和，老人和嬰幼兒也可以安心使用。

# 芳樟

英文名：Ho wood

拉丁名：*Cinnamomum camphora ct linalool*

植物科屬：樟科樟屬

萃取部位：葉片、木材

萃取方式：蒸餾

氣味形容：芳香甜美的葉片和木屑香味

主要產地：台灣

## 代表成分：

| | | | |
|---|---|---|---|
| 沉香醇 | 88%～99% | 檸檬烯 | 0.11% |
| 月桂烯 | 0.08% | 萜品烯 | 0.06% |
| 水芹烯 | 0.06% | 茴香烯 | 0.01% |
| 順式／反式羅勒烯 | 0.12% | 順式／反式沉香醇氧化物 | 0.45% |
| 樟腦 | 0.03% | 對傘花烴 | 0.02% |

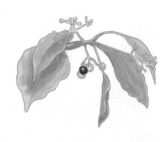

## 生理功效：

- 溫和抗菌抗感染，輔助治療黏膜感染
- 提升免疫力，防治呼吸道疾病
- 應對消化道感染，緩解腸絞痛
- 緩解消化不良、脹氣、腸躁症
- 改善牙周病、齲齒等口腔問題
- 對各類細菌性感染疾病都可以溫和抗菌
- 改善坐骨神經痛，有溫和鎮痛效果
- 處理生殖泌尿道感染，如尿道炎、陰道炎等
- 改善多夢、易醒、無法熟睡等睡眠問題
- 鎮定神經、有助睡眠，特別適合感冒期間夜晚薰香
- 改善皮炎、溼疹等皮膚問題，改善痘肌、平衡油脂分泌

## 心理功效：

掃除陰霾，讓心情變得明快晴朗。

　　芳樟為常綠大喬木，是樟樹的亞變種，樟樹精油從化合物成分看，可分三個類型，即本樟（以樟腦為主），芳樟（以沉香醇為主），油樟（以松油醇為主）。樟樹的樹冠廣展，枝葉茂密，樹高可達 30～

50公尺，樹齡可達百年，喜陽光充足，或半陰、溫暖、濕潤的環境，不耐乾旱和嚴寒。

本樟樹皮爲桃紅色，裂片較大，樹身較矮，枝椏敞開而茂密，葉柄發紅，葉身較薄，葉兩面爲黃綠色，出葉較遲，枝、葉或木材嗅之有強烈的樟腦氣味，木髓帶紅，將木片放入口中咀嚼後有苦澀味，證明有大量樟腦存在。

芳樟樹皮爲黃色，質薄，裂片少而淺，樹身較高，枝椏直上，分枝較疏，葉柄綠色，葉身厚，葉背面灰白色，出葉較早，枝、葉或木材有清香的沉香醇（芳樟醇）氣味。與本樟相比，芳樟的花與果實都更小。

油樟的葉子圓而薄，木髓帶黃白色，含油分最多，將木片放入口中咀嚼則滿口麻木，並有刺激的氣味直沖鼻子，這些都可以證明有大量的松油醇存在。

芳樟是台灣的原生樹種，具有強烈的香氣，二次世界大戰期間，台灣年輸出芳樟木的數量爲 300～400 噸，是非常重要的經濟來源。

芳樟精油含有超高比例的沉香醇，分爲葉片萃取或木材萃取兩種，葉片萃取的精油沉香醇含量超過85%以上，而木材萃取的精油沉香醇含量超過90%，最高可達99%，在樟科植物中是絕對的「沉香醇明星」，沉香醇非常溫和，有淡淡的香氣，無刺激性，能溫和抗菌同時提升免疫力，適合長期使用，卽便是小朋友也可安心地長期使用。

芳樟精油的氣味非常好聞，有一次在美國回中國的長途飛機上，遇到嚴重感冒的乘客，爲了避免傳染，我一直在嗅吸芳樟精油，當時

分享給同行的朋友，大家都讚歎芳樟精油的氣味很好聞。芳樟精油可以淨化呼吸道、提升免疫力，在機艙狹小的空間，陪伴我們一路健康無虞返回家中。芳樟精油的氣味不像尤加利這類精油比較刺鼻，在密閉的小空間，尤加利精油的氣味有可能引起周圍人的側目，因爲並不是所有人都能接受它的氣味，但芳樟精油就不會有這個問題，大多數人都會喜歡它的氣味。

　　在購買芳樟精油時要留意產區，以及拉丁名後面的化學類別，如果是中國大陸產區的樟樹，英文名爲 Camphor 或 Camphor（White），中文名爲本樟或白樟，拉丁名爲 Cinnamomum camphora，萃取於「木材」的本樟精油，主要是用於呼吸道症狀，但氣味不如芳樟精油好聞，也沒有芳樟精油這麼溫和，成分構成及比例如下表：

| 1,8- 桉油醇 | 34% ～ 38% | 檸檬烯 | 12% ～ 25% |
|---|---|---|---|
| 檜烯 | 4% ～ 12% | 對傘花烴 | 7% |
| β - 松油烯 | 6% ～ 7% | 月桂烯 | 5% ～ 7% |
| α - 松油烯 | 6% ～ 18% | δ - 萜品烯 | 4% ～ 8% |
| β - 水芹烯 | 2% ～ 3% | α - 萜品烯 | 2% ～ 3% |

　　萃取於「枝葉」的本樟精油，樟腦含量較高，比較刺激，高濃度使用時可能會有神經毒性，不建議非專業芳療師使用，其化學成分構成及比例如下表：

| 樟腦 | 50% ～ 70% | 1,8- 桉油醇 | 3% ～ 4% |
|---|---|---|---|
| 丁香酚 | 2% | 沉香醇 | 1% ～ 2% |
| 龍腦 | 1% | α- 萜品醇 | 4% |
| 異橙花叔醇 | 1.5% | | |

　　中國幅員遼闊，某些地區所產的樟樹精油，可能含有高比例的黃樟素（safrole），可能造成神經毒性，不建議使用。購買時除了留意產地，更重要的是查閱成分報告。

英文名：Ravintsara

拉丁名：*Cinnamomum camphora ct cineole*

植物科屬：樟科樟屬

萃取部位：葉片

萃取方式：蒸餾

氣味形容：醒腦、清爽的葉片香

主要產地：馬達加斯加

## 羅文莎葉

### 代表成分：

| | | | |
|---|---|---|---|
| 1,8- 桉油醇 | 50%～60% | 桉烯 | 14%～17% |
| α - 松油烯 | 5%～8% | 萜品醇 | 8%～9% |
| β - 松油烯 | 3%～6% | γ - 萜品烯 | 1%～2% |
| 萜品烯 -4- 醇 | 2% | 月桂烯 | 1%～2% |
| 側柏烯 | 1%～1.5% | α - 葎草烯 | 0.5%～1% |
| 水合桉烯 | 0.5%～1% | 异松油烯 | 0.3%～0.5% |

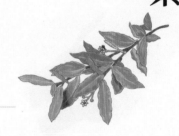

### 生理功效：

• 強大的抗病毒功效，刺激免疫力提升
• 抗感冒，預防感冒期間被傳染
• 有抗菌性能，但不如其抗病毒效能強
• 緩解鼻竇炎、鼻喉黏膜炎、百日咳
• 祛痰，緩解咳嗽與支氣管炎
• 輔助治療口唇皰疹、帶狀皰疹、生殖器皰疹

• 肌肉鬆弛劑與止痛劑，治療肌肉緊張酸痛
• 緩解關節炎與關節疼痛

### 心理功效：

提振精神，保持活力。

　　羅文莎葉和芳樟同科屬，拉丁名是一樣的，尾碼化學類型不一樣，由台灣引種至馬達加斯加，因產地不同，造就不同的植物個性。羅文莎葉喜光、喜溫，對寒熱適應力強，新葉為紅色，而後變成綠色。

　　無論是在植物學術界，還是芳療界，對羅文莎葉的英文稱謂都有爭議，在 20 世紀 90 年代，芳療界對馬達加斯加地區同為樟科的兩種

植物產生了很多的誤解：

| 英文名 | 拉丁名 |
| --- | --- |
| Ravintsara | Cinnamomum camphora |
| Ravensara | Ravensara aromatica |

　　過去將這兩者的英文名混淆，在一些芳療書上看到Cinnamomum camphora. cineole 對應的英文名標示爲 Ravensara，實際上，兩者是不一樣的植物。這也是爲什麼一定要以拉丁名爲標準識別植物和精油，無論是英文俗名還是中文俗名都非常容易混淆，從而產生誤解。

　　而中文俗名也一樣，因爲 20 世紀 90 年代對英文名的誤用，現在有建議把中文名也一併改之，將「羅文莎葉」換成「桉油醇樟」，其實大可不必，因爲中文名是音譯過來的，Ravintsara 和 Ravensara 的發音是類似的，所以不必過於糾結，而另一種 Ravensara（Ravensara aromatica）的精油並不常見，羅文莎葉在中國植物志中的學名與芳樟一樣，是「樟」，所以個人認爲對於俗名沒有必要更改，在中國植物志中沒有與這個名字重名的植物。購買羅文莎葉精油的時候對照拉丁名卽可，專業芳療師可以留意成分報告。

　　羅文莎葉精油主要用於呼吸道方面，呈現更多元的功效構成，它非常有價值的一點是抗病毒，它的氣味和尤加利精油較爲相似，非常迅猛、具有侵略性，一旦嗅吸它，氣味會迅速充斥整個鼻腔與胸腔，似乎映襯了羅文莎葉精油對付病毒好鬥的特性，所以它非常適合處理一系列的感染症狀，是一款常用精油。

英文名：Bay Laurel

拉丁名：*Laurus nobilis*

植物科屬：樟科月桂屬

萃取部位：葉片

萃取方式：蒸餾

氣味形容：肉桂與尤加利混合的香味

主要產地：土耳其、波士尼亞赫塞哥維納（波黑）

# 月桂

## 代表成分：

| | | | |
|---|---|---|---|
| 1,8- 桉油醇 | 44%～60% | 沉香醇 | 3%～6% |
| 檸檬烯 | 1% | 乙酸松油酯 | 6%～10% |
| 檜烯 | 5%～9% | α- 松油烯 | 5%～6% |
| 甲基醚丁香酚 | 1%～5% | β- 松油烯 | 4%～5% |
| 萜品烯 -4- 醇 | 2%～4% | 月桂烯 | 1% |
| α- 萜品醇 | 1.5%～2.5% | γ- 萜品烯 | 1%～1.5% |

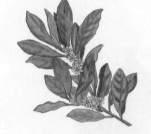

## 生理功效：

• 改善腸胃脹氣，安撫胃痛，開胃

• 辛溫解表，發汗的特性有助退燒

• 緩解流行性感冒與一般感冒

• 緩解呼吸道感染症狀，抗病毒，抗菌

• 融解黏液，有助祛痰，處理痰咳

• 改善免疫系統失調

• 緩解風濕痛、肌肉痛、扭傷，消炎止痛

• 改善淋巴阻塞與循環系統不暢

• 調節月經量過少

• 調理滋養頭皮，刺激生髮，減少頭皮屑

### 心理功效：

讓人充滿活力，躍躍欲試，超越局限，對未來充滿信心。

　　月桂原產於地中海，又稱為海灣樹，為 常綠喬木，葉片光滑，高 7～18 公尺，花期為 3～5 月，果期為 6～9 月，喜陽光，在排水良好的沙地比較容易生存。

在古希臘，月桂這種植物被命名爲 Daphne，與神話中的仙女同名，傳說阿波羅愛上了蓋亞 ( 大地母親 ) 的女祭司達芙妮（Daphne），對她展開了熱烈追求，達芙妮爲了躲避阿波羅，請求蓋亞幫助，蓋亞把她 送到了克里特島，將她變成一棵月桂樹，阿波羅爲了懷念她，將月桂葉做成花環戴在頭上，阿波羅被稱爲光明之神，主管太陽、醫藥、音樂等，是人類的保護神，因此，戴在阿波羅頭上的月桂則有了光明與讚頌之意，在奧林匹克運動會中，獲得獎牌的運動員也會受贈一頂月桂編織的桂冠。

在古羅馬文化中，月桂也是勝利的象徵，在一些時式中廣泛運用。月桂也被稱爲甜月桂，是一款溫暖、充滿活力的精油。

有的精油，當你嗅吸它的氣味，就能聯想到它適合處理什麼問題，比如月桂，它溫暖、辛香的氣息，同時又含有較高比例的 1,8- 桉油醇，很適合用於風寒感冒，或是在冬天預防感冒時用來薰香。

注意不要與加利福尼亞灣的月桂樹（California Bay Laurel）混爲一談，加州月桂的拉丁名爲 Umbellularia californica，有資料顯示如果用加州月桂精油來薰香，可能引發偏頭痛，購買時注意區分拉丁名。

英文名：Litsea Cubeba（May Chang）

拉丁名：*Litsea cubeba*

植物科屬：樟科木薑子屬

萃取部位：果實

萃取方式：蒸餾

氣味形容：檸檬混合草本的清新氣味

主要產地：越南、中國

山雞椒

## 代表成分：

| | | | |
|---|---|---|---|
| 牻牛兒醛 | 38%～42% | 橙花醛 | 30%～33% |
| 檸檬烯 | 4%～12% | 香茅醛 | 1%～5% |
| 沉香醇 | 1%～2% | 牻牛兒醇 | 1%～2% |
| 月桂烯 | 1%～2% | 橙花醇 | 0.5%～1% |
| 松油烯 | 1.5%～3% | 檜烯 | 0.5%～1.5% |

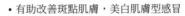

## 生理功效：

• 溫中溫腎散寒，止痛止嘔
• 治療消化不良、脹氣、腹痛
• 抗感染效果佳，緩解腸胃炎
• 幫助重建腸道功能，開胃
• 良好的抗病菌功效，預防流感
• 緩解肌肉酸痛、風濕痛
• 改善體液過多的問題，緩解多汗症
• 適合油性肌膚，殺菌力強，緩解痤瘡
• 調理油性頭皮，收斂過多的油脂分泌

• 有助改善斑點肌膚，美白肌膚型感冒
• 輔助治療風寒感冒，以及寒性腸胃
• 清除身體異味，環境除臭，驅蚊

## 心理功效：

改善焦慮症，激勵身體，重現活力。

　　山雞椒為落葉灌木或小喬木，高 8～10 公尺，幼樹樹皮黃綠色，老樹樹皮灰褐色，枝葉具有芳香氣味，原產於印尼和馬來半島，喜陽，喜濕潤，花期為 2～3 月，果期為 7～8 月，果實小粒，有點像胡椒，成熟後是黑色的，散發明顯香味。

山雞椒可對標中藥蓽澄茄，其中藥的來源有兩種植物，一種和山雞椒同科同屬，一種是胡椒科常綠攀緣性藤本植物蓽澄茄（Piper cubeba），兩者都是取果實入藥。考古本草所用的蓽澄茄是胡椒科植物，目前使用的都是樟科植物山雞椒，因此兩者藥效大致相近。

　　《本草綱目》記載「蓽澄茄，（珣曰）胡椒生南海諸國。向陰者爲澄茄，向陽者爲胡椒。（蓽澄茄）實，辛，溫，無毒。下氣消食，去皮膚風，心腹間氣脹，令人能食，療鬼氣。能染髮及香身。治一切冷氣痰澼，並霍亂吐瀉，肚腹痛，腎氣膀胱冷。暖脾胃，止嘔吐噦逆。」蓽澄茄的功效可以總結爲溫中降逆，溫腎助陽。

　　山雞椒又稱爲山胡椒、山薑子、山蒼子，主要用於散膀胱寒氣，治下焦虛寒所致的小便不利、小便渾濁等問題，也可治療寒疝疼痛，可以配合其它溫裡散寒除濕藥一起使用。還能處理脾胃問題，溫暖的特性適合各種脾胃寒涼造成的不適症狀。

　　山雞椒精油的成分中，順式檸檬醛又稱爲橙花醛，反式檸檬醛又稱爲牻牛兒醛，兩者都是檸檬醛的組成物，在山雞椒精油中檸檬醛含量爲 68% ～ 75%，高劑量可能會刺激皮膚，建議低劑量使用，尤其是用於護膚時，要低濃度使用。檸檬醛抗菌力強大，特別是對黴菌和病毒，同時能提升免疫力，劑量高時會提升血壓，興奮交感神經；劑量低時則能舒張血管、降低血壓，興奮副交感神經；檸檬醛還能保護心血管，防止血栓；影響前列腺素，抑制發炎。

　　精油中，檸檬香桃木精油的檸檬醛含量最高，爲 84% ～ 90%，因此抗菌、抗病毒、抗黴菌力很強，但也較刺激，使用時需控制濃度。

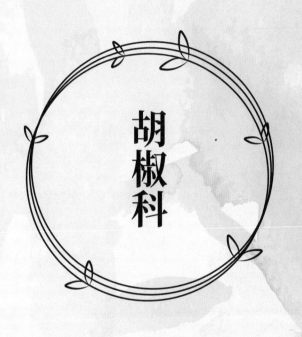

胡椒科

# 黑胡椒

英文名：Black Pepper

拉丁名：*Piper nigrum*

植物科屬：胡椒科胡椒屬

萃取部位：果實

萃取方式：蒸餾

氣味形容：辛香、濃郁的香料味

主要產地：馬達加斯加、斯里蘭卡

## 代表成分：

| | | | |
|---|---|---|---|
| β- 丁香油烴 | 22%～26% | 檸檬烯 | 15%～18% |
| α- 松油烯 | 13%～15% | β- 松油烯 | 11%～12% |
| δ 3- 蒈烯 | 8%～11% | β- 月桂烯 | 2%～5% |
| δ- 欖香烯 | 1%～4% | 大根老鸛草烯 | 1%～3% |

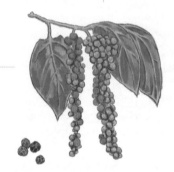

## 生理功效：

- 治五臟風冷，溫中除濕，化冷積，止冷痛，去寒痰
- 處理寒涼食物造成的脾胃不適
- 調順腸道功能，促進腸胃蠕動
- 雙向調節，改善寒性腹瀉或便秘
- 改善胃口不佳，反胃，脹氣，腹絞痛，消解脂肪，加速新陳代謝，有助瘦身
- 刺激脾臟，促進紅血球新生，改善貧血
- 用量低時，有助退燒，適合風寒感冒
- 強烈的紅皮劑，促進血液循環，有助活血化瘀
- 緩解風濕痛和關節炎
- 緩解肌肉酸痛、僵硬、勞損
- 增加肌肉耐力，在運動前後都可以使用
- 利尿劑，能激勵腎臟功能
- 有助改善性冷淡
- 緩解虛寒性胃腸型感冒

## 心理功效：

溫暖冰冷的心，重拾對人、對事的熱情與信心。

胡椒原產於東南亞、南亞地區，為木質攀緣藤本，可以長到 4 公尺長，葉厚，近革質，闊卵形至卵狀長圓形，花序與葉對生，隨著果實成熟，穗長 7～15 公分，胡椒適合濕潤、排水良好的土壤環境。

大約四千年前，印度人就把胡椒當藥物和香料使用，治療泌尿系統問題和肝功能失調，也用來治療霍亂和痢疾。古希臘人用胡椒來退燒。到了五世紀歐洲也開始廣泛使用，對胡椒的評價極高，據說從匈奴王手上贖回羅馬城的條件之一，就是要付出三千磅的胡椒，被譽為「黑色黃金」，在古代可以等同貨幣流通。在傳統阿育吠陀療法中，胡椒用來處理消化系統和呼吸系統的問題，有個著名的藥方叫 Trikatu，就是以薑和胡椒為配方。

中國運用胡椒的歷史非常悠久，也是現代家庭廚房必不可少的調味料，胡椒是藥食同源的香料，可以溫中散寒，對各類寒性疾病都非常適合。

《本草匯言》記載「胡椒，溫中下氣，去冷消食，化一切魚腥、水果、菜蕈之藥也。朱丹溪曰：胡椒屬火性燥，稟純陽之氣，食之快膈。其去胃中寒痰，食已即吐水甚驗。故《唐本草》主去寒痰，止嘔逆，禁久痢，散寒疝水痕等證，蓋本溫中散寒之君劑也。然走氣助火，能耗真氣。又如脾、胃、肺、大腸有鬱熱者，不宜擅食也。」胡椒的功效可以總結為溫中、散寒、燥痰。清代著名醫學家王士雄（孟英）在其食療養生著作《隨息居飲食譜》中記載了一則胡椒的外用方法：「發散寒邪。胡椒、丁香各七粒，碾碎，以蔥白杵膏，和塗兩手心，合掌握定，夾於大腿內側，溫被取汗。」對於芳香療法外用黑胡

椒精油，可以借鑑之。

　　胡椒的乾品共有四種顏色，將未完全成熟的胡椒果實曬乾，它的表皮會產生皺縮，從而得到黑胡椒；將成熟果實採摘後，除去表皮，曬乾，就變成了白胡椒；剛摘下的未成熟的果實是綠色的，用一些特殊方式處理，比如冷凍乾燥，就得到了綠花椒；成熟的果實用類似綠花椒的方式進行處理，就得到了紅花椒。芳療常用黑胡椒精油，是用黑胡椒萃取而得，精油顏色從透明到淡黃、淡綠色都有，隨著時間推移會慢慢轉黃。

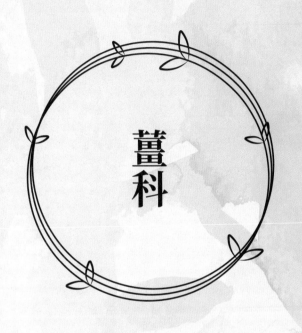

薑科

# 薑

英文名：Ginger

拉丁名：*Zingiber officinale*

植物科數：薑科薑屬

萃取部位：根莖

萃取方式：蒸餾、超臨界二氧
化碳流體萃取

氣味形容：辛辣、鮮香、溫暖
的香料氣息

主要產地：斯里蘭卡、印度、
馬達加斯加、奈及利亞、印尼

## 代表成分：

蒸餾萃取薑精油：

| | | | |
|---|---|---|---|
| α- 薑烯醇 | 28%～35% | β- 倍半水茴香烯 | 12%～13% |
| 芳薑黃烯 | 3%～9% | α- 沒藥烯 | 2%～8% |
| 樟烯 | 3%～9% | β- 沒藥烯 | 3%～8% |
| β- 水芹烯 | 1%～6% | α- 松油烯 | 1%～4% |
| 1,8- 桉油醇 | 1%～4% | 月桂烯 | 0.6%～1% |
| 橙花醛 | 1%～2% | 牻牛兒醛 | 3%～6% |
| 大根老鸛草烯 | 1% | α- 金合歡烯 | 1%～11% |
| 蛇床烯 | 0.9% | 乙酸牻牛兒酯 | 0.7% |

超臨界二氧化碳流體萃取薑精油：

| | | | |
|---|---|---|---|
| a- 薑烯醇 | 19%～20% | 6- 薑酚（薑辣醇） | 15%～16% |
| 芳薑黃烯 | 13%～15% | 倍半水茴香烯 | 13%～14% |
| β- 沒藥烯 | 7%～8% | α- 金合歡烯 | 6%～8% |
| 8- 薑酚（薑辣醇） | 3%～4% | 10- 薑酚（薑辣醇） | 3%～4% |
| 6- 薑烯酚（薑辣烯酮） | 3% | 8- 薑烯酚（薑辣烯酮） | 0.6% |

## 生理功效：

- 發散風寒，溫肺止咳（寒咳）
- 溫中散寒，用於脾胃寒涼造成的脾胃問題，
  止嘔
- 緩解胃絞痛、腹痛、腹瀉、便秘、消化不良，
  暖胃
- 改善身體濕氣過重，辛溫，發散，燥濕

- 活血散瘀，改善寒凝血瘀造成的一系列問題
- 擴張血管，有助預防和改善血栓
- 幫助排毒，可解魚蟹毒
- 緩解風濕痛、風濕關節炎，改善肌肉僵硬、
  疼痛

- 回陽通脈，促進循環，改善手腳冰冷等陽虛症狀
- 改善女性下焦虛寒證，月經血塊多、寒性痛經
- 改善暈機、暈船
- 去頭風，有助改善風寒邪導致的頭痛

- 改善性冷淡

**心理功效：**
增強陽的特質，激勵積極向上的熱情。

　　薑是一年生草本植物，高約 1 公尺，葉片披針形或線狀披針形，無毛，無柄，有黃綠色穗狀花序，毬果狀，根莖肥厚，多分枝，有芳香及辛辣味，喜歡溫暖、濕潤氣候，耐寒和抗旱能力較弱，不耐強日照，喜歡肥沃疏鬆的壤土或沙壤土。

　　《論語》中，孔子曰：「不撤薑食，不多食」，意思是每天都要吃些薑，但也不可多吃。薑，在中國歷史、中醫史以及傳統生活中，佔據著極其重要的地位，事實上，薑無論傳到哪裡，都受到重視。

　　古埃及人用薑烹調以及預防感染疾病；在印度阿育吠陀療法中，薑用來幫助身體排毒；薑經由阿拉伯人介紹到地中海，是最早從亞洲傳入歐洲的香料之一，在十四世紀的英國，一磅生薑的價格相當於一隻羊的價格；古羅馬人甚至用薑來治療眼病；古希臘人認為薑有暖身的特性，能解毒；迪奧斯寇里德認為薑是健胃優品，可以提振消化功能；十二世紀的治療師聖希爾德加德，認為薑是興奮劑與滋補品，可以促進性欲；中世紀時，薑還用來抵抗黑死病。

　　中藥有生薑、乾薑、煨薑、炮薑，其中生薑與乾薑，並非只是新鮮薑與曬乾薑的區別。生薑與乾薑雖然是同一種植物的根莖，但栽培方式有明顯的差異，生薑在栽培時，要不斷地培土，把根莖掩埋在

土裡，而薑的根莖有趨光性，於是會不停地長，想要讓部分根莖冒出地面以見光，這種栽培方式下的薑根，塊頭比較大，質地疏鬆，相對比較嫩，作爲生薑用。而乾薑則不同，在栽培過程中不培土，始終讓根莖暴露在土表，讓薑根一直保持見光，它就不會拼命地長，這樣的栽培方式讓內在成分不斷積聚，使得乾薑質地緊實，塊頭較小。生薑長得快，內在的成分積累不夠，質地相對沒那麼密實，曬乾以後會皺縮，比較輕。而乾薑內在的成分非常質密，曬乾以後基本不會皺縮，比較沉重。

臨床運用上，生薑走表，乾薑走裡，生薑作爲發散風寒藥，它的主要作用是發散風寒，溫中止嘔，溫肺止咳；而乾薑作爲溫裡藥，主要作用是溫中散寒，回陽通脈，燥濕消痰。乾薑的溫中作用強於生薑，但是生薑長於止嘔，擅長發散風寒。煨薑走表裡的性介於生薑與乾薑之間。《本草從新》記載「煨薑，和中止嘔。用生薑懼其散，用乾薑懼其燥，唯此略不燥散。凡和中止嘔，及與大棗並用，取其行脾胃之津液而和營衛，最爲平妥。」炮薑是把乾薑放在鍋裡用高溫大火急炒，炒至表面焦黑，內裡焦黃，它的主要作用是溫經止血，溫中止痛，強調炒炭後的止血作用。

中醫古籍中對於薑的記載太多了，《本草從新》記載「生薑，辛，溫。行陽分而袪寒發表，宣肺氣而解鬱調中，暢胃口而開痰下食。治傷寒頭痛，傷風鼻塞，咳逆嘔噦，胸壅痰膈，寒痛濕瀉。消水氣，行血痹，通神明，去穢惡。殺半夏、南星、菌蕈、野禽毒。辟霧露山嵐瘴氣。」「乾薑，辛，熱。逐寒邪而發表溫經，燥脾濕而定嘔消痰，

同五味利肺氣而治寒嗽。開五臟六腑，通四肢關節，宣諸絡脈。治冷痺寒痞，反胃下利，腹痛癥痕積脹。開胃扶脾，消食去滯。」闡述了乾薑與生薑的功效，值得一提的是，生薑性溫，是對比乾薑而言，但對比其它溫性中藥來講，生薑並非溫，論其性溫偏熱更爲恰當。

精油中有兩種萃取方——蒸餾法和超臨界二氧化碳流體萃取法，在運用上有什麼區別呢？超臨界二氧化碳流體萃取法獲得的薑精油，接近生薑的成分，性味、功效可以參考生薑；而蒸餾薑精油則更偏向於煨薑或乾薑之性，薑經過蒸餾加熱，會喪失一些「氣」，所以發散解表之力比較弱。超臨界二氧化碳流體萃取法的薑精油中的薑辣醇和薑辣烯酮可以快速刺激循環，在表皮產生熱感，將「表寒」驅散，所以，兩者對比的話，超臨界二氧化碳流體萃取法的薑精油是先走表再走裡，以走表爲主，而蒸餾法的薑精油則是走裡爲主；超臨界二氧化碳流體萃取法的薑精油就像熱情火爆的特性，而蒸餾法的薑精油則更顯溫和的特質。當然，這兩種薑精油也可以搭配使用，薑精油在芳香療法中是非常好用的精油，對於身體各類寒證都可以使用。超臨界二氧化碳流體萃取法的薑精油對皮膚更顯刺激，在使用時要注意把握劑量，但東方人普遍比西方人耐受度更高。

現代研究表明，薑能促進消化液分泌，保護胃黏膜，還能興奮血管運動中樞、呼吸中樞和心臟，可強心、擴張血管、升高血壓，對傷寒桿菌、霍亂弧菌、陰道滴蟲、病原微生物等，有不同程度的抑菌作用，並有防止寄生蟲卵孵化及殺滅寄生蟲的作用。

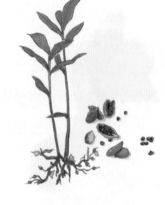

# 小豆蔻

英文名：Cardamon

拉丁名：*Elettaria cardamomum*

植物科屬：薑科小豆蔻屬

萃取部位：果實

萃取方式：蒸餾

氣味形容：好聞的香料味，隱約的薑與堅果香味

主要產地：瓜地馬拉、印度

## 代表成分：

| | | | |
|---|---|---|---|
| α- 乙酸松油酯 | 37%～45% | 1,8- 桉油醇 | 28%～35% |
| 檜烯 | 2%～6% | 乙酸沉香酯 | 4%～5% |
| 檸檬烯 | 5% | 沉香醇 | 3% |
| 月桂烯 | 1%～3% | α- 萜品醇 | 1%～2% |
| 萜品烯 -4- 醇 | 1% | α- 松油烯 | 1%～2% |
| 牻牛兒醇 | 0.9% | 橙花叔醇 | 0.5%～1% |
| 乙酸牻牛兒酯 | 0.9% | 蛇床烯 | 0.5% |

## 生理功效：

• 芳香化濕、行氣、溫中、溫腎

• 處理濕濁阻滯中焦諸症

• 改善厭食、神經緊張造成的消化問題

• 含桉油醇，很適合處理腸胃型感冒、風寒感冒、寒咳等

• 溫和的抗痙攣效果，有助於改善心悸

• 助消化，減輕反胃、嘔吐、脹氣、腹瀉、腹痛

• 緩解坐骨神經痛、肌肉疲勞酸痛，拉傷、扭傷

• 輕微利尿效果，促進膽汁分泌

• 有助分解脂肪，用於減肥

• 緩解風濕關節炎及腎陽虛引起的腰酸

• 有暖身效果，對身體寒證可以配伍運用

### 心理功效：

發展非凡的個人能力，開創新想法、新視野。

　　小豆蔻在中國植物志中的學名是綠豆蔻，原產於印度南方，很常見的一種植物，為多年生草本植物，在熱帶地區被廣泛種植，喜歡潮

濕的土壤，一般為 2～4 公尺高，花為白色或淡紫色，果實長 1～2 公分，含有 15～20 粒黑色和棕色的種子。

在阿育吠陀藥經中，小豆蔻的運用歷史超過三千年，主要運用於消化系統問題；古埃及人將小豆蔻焚香用於宗教儀式，還認為嚼小豆蔻可以保持牙齒潔白；古羅馬人認為小豆蔻可以幫助消化；傳入歐洲以後，被用來製成香水，加入利口酒及咖啡中。希波克拉底和迪奧斯寇里德都曾提及小豆蔻適合緩解坐骨神經痛、咳嗽、痙攣、腹痛和尿液停滯。

第一次世界大戰前，德國咖啡種植者將它引入瓜地馬拉種植，現在該國已成為世界上最大的小豆蔻生產及出口國，其次是印度。

過去芳療界將小豆蔻稱為豆蔻，實際上在中國植物志中，豆蔻是肉豆蔻的俗名，英文名為 Nutmeg，拉丁名為 Myristica fragrans，是肉豆蔻科肉豆蔻屬，兩者不同科不同屬，小豆蔻的果實是小粒三角形的，肉豆蔻是大粒圓形的，所以為了避免混淆，應該棄用豆蔻這個名字，分別稱為小豆蔻與肉豆蔻。肉豆蔻精油含有3% 左右的肉豆蔻醚，1% 左右的黃樟素，這兩種成分有輕微毒性，相較而言沒有小豆蔻精油好運用，肉豆蔻比較特別的一點是略具迷幻的效果，印度人稱肉豆蔻為「令人心醉的果實」。其它方面，比如處理脾胃問題，優選小豆蔻精油，因為它是以酯類和醇類成分為主，相對安全很多，購買時注意區分，以拉丁名為準。

中藥有紅豆蔻、草豆蔻、肉豆蔻、白豆蔻等，對於古籍中的記載，多有混淆，並不能準確辨認科屬，現代中藥書籍記載以上四種豆

蔻的拉丁名均與小豆蔻不同。小豆蔻非中國原產，古籍中幾乎沒有完全準確對應的中藥記載，不過這些香料類的中藥／精油，功效都有類似之處，大多為溫性，因本身是食物，所以親近脾胃，對寒性的脾胃問題多有助益。

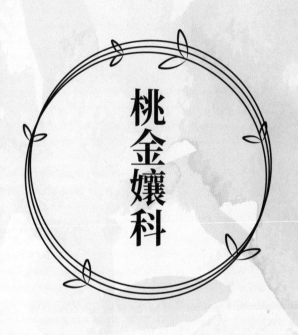

桃金孃科

丁香

英文名：Clove Bud
拉丁名：*Eugenia caryophyllus*
植物科屬：桃金孃科蒲桃屬
萃取部位：花苞
萃取方式：蒸餾

氣味形容：溫暖、辛香、甘甜
的香料味
主要產地：馬達加斯加、斯里
蘭卡、印尼

## 代表成分：

| | | | |
|---|---|---|---|
| 丁香酚 | 75%～85% | 乙酸丁香酯 | 10%～15% |
| β - 丁香油烴 | 4%～8% | α - 丁香油烴 | 0.5%～1% |
| 葎草烯 | 0.8% | 薑葉酚 | 0.1%～0.2% |

## 生理功效：

- 溫中降逆，散寒止痛
- 優良的止痛劑，處理牙痛、頭痛、偏頭痛及其它痛症
- 舒緩痙攣，處理腹痛、腹瀉、噯氣、嘔吐
- 輔助治療病毒及細菌性腸胃炎，上吐下瀉
- 幫助消化，提升食欲，改善脹氣及口臭
- 略有溫腎補陽功效，暖身、處理各類寒證，對改善性冷淡有幫助
- 強力抗菌、抗真菌、抗病毒、抗寄生蟲
- 對各類感染性適應證，均可使用
- 治療支氣管炎，鼻竇炎，散風寒
- 可以淨化空氣，尤其適合冬季流感期間薰香
- 輔助治療病毒性神經炎、神經痛、風濕性關節炎
- 輔助治療唇皰疹及生殖器皰疹
- 輔助治療膀胱炎，輪卵管炎等生殖泌尿系統感染症

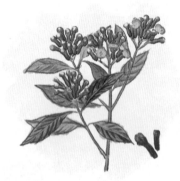

- 輔助治療感染性潰瘍、外傷、疥癬、褥瘡、感染性皮膚問題
- 調理鬆弛及血液循環差的肌膚
- 優秀的驅蟲劑，可用於環境驅蟲

## 心理功效：

重塑信念，激發信心、積極、勇敢與樂觀的人生態度。

丁香原產於印尼馬魯古群島（Maluku Islands），爲常綠喬木，通常能長到 8～12 公尺，葉片較大，花朵叢生，花蕾開始是綠色，準備採收時變成紅色，丁香花收穫的長度爲 1.5～2 公分，曬乾後呈深咖啡色。

丁香又稱爲丁子香、雞舌香，它的花蕾稱爲公丁香，果實稱爲母丁香。中藥也有丁香這一味。丁香作爲香料和藥物，在亞洲運用的歷史非常悠久，歐洲傳統醫學用它處理牙痛及其它類型的疼痛，中國古代也用丁香來清新口氣。丁香也是重要的廚房香料，在現代中國人以至東南亞人的廚房，都是必不可少的一味。

李中梓在《雷公炮製藥性解》中記載丁香「味甘辛，性溫，無毒，入肺、脾、胃、腎四經。主口氣腹痛、霍亂反胃、鬼疰蠱毒及腎氣奔豚氣，壯陽暖腰膝，療冷氣，殺酒毒，消疝癖，除冷勞。有大如山茱萸者，名母丁香，氣味尤佳。丁香辛溫走肺部，甘溫走脾胃。腎者土所制而金所生也，宜鹹入之。果犯寒屙，投之輒應，倘因火症，召禍匪輕。」中藥丁香主要用於胃寒嘔吐、呃逆、少食、脘腹冷痛、腹瀉，以及腎陽不足所致的陽痿、虛寒等證，常與附子、肉桂等同用。

丁香有從花苞、枝幹、葉片不同部位萃取的精油，一般芳香療法選用花苞萃取的精油，因爲枝幹和葉片萃取的精油含有高比例的丁香酚，最高可達 98%，比較刺激，所以較少使用。花苞萃取的精油丁香酚含量最低是 60%，最高爲 90%，常見的含量區間在 75%～85%，相較比較合適應用。同時，丁香花苞精油中所含的乙酸丁香酯以及 $\beta$-丁香油烴，可以平衡丁香酚的刺激性，使得整得上相對溫和。產地上來

講，馬達加斯加所產的丁香精油酯類成分相對較高，所以更加溫和。

　　不過丁香酚在酚類成分家族中，並不算最刺激的成分，相對其它酚類比較溫和，酚類顯著的特點就是強力抗菌、抗病毒、抗真菌、抗寄生蟲，丁香還呈現強力抗氧化性，傳統運用上，在大瘟疫時期，丁香也發揮其預防和治療疾病的卓越功效，有個著名的歷史事實足以說明丁香的優秀：當荷蘭人把馬魯古群島上的丁香樹砍光以後，傳染病便相繼暴發。在現代，對於一些耐藥性強的病菌，丁香或許也能發揮強有力的抗擊效果。

英文名：Eucalyptus Blue Gum

拉丁名：*Eucalyptus globulus*

植物科屬：桃金孃科桉屬

萃取部位：葉片

萃取方式：蒸餾

氣味形容：勁爽、醒腦、衝擊力強的葉片香

主要產地：葡萄牙、西班牙

# 藍膠尤加利

## 代表成分：

| | | | |
|---|---|---|---|
| 1,8- 桉油醇 | 65%～80% | α- 松油烯 | 7%～21% |
| 香樹烯 | 1%～6% | 反式松香芹醇 | 0.5%～2% |
| 對傘花烴 | 0.6%～3% | α- 乙酸松油酯 | 0.6% |
| 松香芹酮 | 0.1%～0.8% | α- 萜品醇 | 0.5%～1% |
| 別香樹烯 | 0.5%～6% | β- 松油烯 | 0.4% |

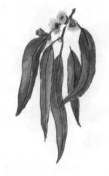

## 生理功效：

- 祛風解表，提升衛氣，具有很好的免疫力刺激效果
- 緩解感冒症狀，輔助治療鼻喉黏膜炎
- 強勁的抗病毒和抗菌功效
- 薰香可預防流感及一般感冒傳染
- 淨化通暢呼吸道，對黏液具有乾化作用
- 有助於降低體溫，有助於處理麻疹
- 祛痰，治療支氣管炎、肺炎、鼻竇炎、鼻咽炎
- 消除感冒及鼻炎造成的頭疼，改善偏頭痛
- 孩子水痘期間的護理用油
- 清利頭目，提升專注度與記憶力
- 緩解肌肉關節痛，風濕關節炎，肌肉酸痛，拉傷，扭傷
- 抑制鏈球菌、葡萄球菌、肺炎雙球菌、大腸桿菌等
- 緩解消化道感染症狀，改善腹瀉

- 利尿，治療泌尿系統感染症，如腎炎、膀胱炎等
- 改善腳氣、金錢癬、褥瘡、疣、皰疹、皮炎
- 輔助治療脂漏性皮膚炎，面皰，粉刺
- 有助通透肌膚，改善阻塞的皮膚
- 驅除蚊蟲，也可緩解蚊蟲叮咬後的皮膚不適
- 輔助治療風濕、扭傷，改善神經痛

## 心理功效：

讓頭腦清醒，情緒冷靜、理智，燃起鬥志。

藍膠尤加利在中國植物志中的學名是藍桉，原產於澳大利亞，常綠喬木，通常可以長到 45 公尺高，在理想狀態下，甚至能長到 90～100 公尺，樹皮為白色泛淺灰藍色，幼葉卵形，藍綠色，成年葉片則是長矛狀，深灰藍色。藍膠尤加利可以改善周邊水土環境，使土壤不過分潮濕，不易滋生細菌產生瘧疾。

　　藍膠尤加利又被稱為藍桉尤加利，尤加利也被稱為桉樹，在數百種尤加利中，能萃取精油的不超過 20 種，藍膠尤加利是應用比較廣泛的品種。

　　桉樹是一種具有侵略性的樹種，它移植到歐洲和亞洲後，會分泌一些化學物質，使附近的土壤性質改變，抑制其它植物的生長，這種特性像極了尤加利精油的特點對病毒、細菌具有強攻擊性，可以很好地殺滅它們。

　　瓦涅醫師曾經做過尤加利的抗菌功效研究，他發現 2% 濃度的尤加利精油噴霧劑，可以殺死空氣中 70% 的葡萄球菌。尤加利精油中的芳香烯類分子，和空氣中的氧氣接觸以後，會發生化學反應產生類臭氧物質，從而抑制細菌的繁殖。

　　德國的克羅埃、茲斯特、荷梅爾醫師也研究尤加利的抗菌性，結論是尤加利精油是很好的發汗劑、興奮劑、抗黏膜炎劑，對呼吸道有著非常卓越的功效，許多法國處方藥與市售的感冒藥都含有尤加利。

　　特洛瑟斯醫師指出，尤加利有降血糖的效果，他用尤加利精油輔助治療糖尿病。藍膠尤加利精油過量使用可能造成黏膜乾燥，黏膜薄、鼻腔乾癢的人群不建議使用。

澳
洲
尤
加
利

英文名：Eucalyptus Narrow Leaf

拉丁名：*Eucalyptus radiata*

植物科屬：桃金孃科桉屬

萃取部位：葉片

萃取方式：蒸餾

氣味形容：醒腦、清新的葉片香

主要產地：澳大利亞、馬達加斯加、南非

## 代表成分：

| | | | |
|---|---|---|---|
| 1,8- 桉油醇 | 65%～72% | α- 萜品醇 | 9%～15% |
| α- 松油烯 | 2%～3% | 檜烯 | 1.5%～2.5% |
| 月桂烯 | 1.5% | α- 乙酸松油酯 | 1.3% |
| 萜品烯 -4- 醇 | 0.8%～1.5% | 牻牛兒醇 | 1%～1.5% |
| β- 松油烯 | 0.6%～1% | α- 水芹烯 | 0.5%～1% |

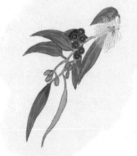

## 生理功效：

• 祛風解表，提升衛氣，增強免疫力
• 抗病毒、抗菌、祛痰、消炎、止痛抗痙攣
• 輔助治療感冒、鼻竇炎，咽炎、支氣管炎、咳嗽
• 輔助治療肺氣腫、氣喘、肺結核、發燒、中耳炎
• 清血、利尿，有助處理急性腎炎、膀胱炎
• 輔助治療神經痛、風濕、關節炎
• 緩解肌肉酸痛、勞損、扭傷、拉傷
• 潔淨子宮，改善子宮內膜異位症，強化子宮機能，化解沾黏
• 改善皮炎、痤瘡

### 心理功效：

釋放壓抑，啟發對自我的愛，傳達保護力，紓解緊張、浮躁的情緒。

　　澳洲尤加利在中國植物志中的學名是鐳射桉，原產於澳大利亞東南部，樹幹上有粗糙、纖維狀的灰色樹皮，有細長的線形長矛狀樹葉，通常爲 10 ～ 50 公尺高，生長速度較其它尤加利更慢，呈現更「溫

和」的性格特質，喜歡潮濕的土壤。

幾百年來，澳大利亞原住民一直使用桉樹的葉子進行防腐和治療。十九世紀中期，在北非最潮濕、最不健康的地區之一的阿爾及爾種植了桉樹林，這是一項出色的植物策略，有效阻止瘧疾的蔓延，這些樹需要大量的水才能茁壯成長，從而降低了地下水位，消除了攜帶瘧疾的蚊子的繁殖棲息地，還用葉子散發出的香氣驅趕了蚊蟲。

藥劑師約瑟夫‧博西斯托非常推崇尤加利的功效。尤加利也是十九世紀英國藥典中唯一的澳大利亞特色品種。

尤加利精油家族很多功效是相通的，但分別有些不一樣的「個性特質」，澳洲尤加利精油相對於藍膠尤加利精油而言，擁有更多的醇類成分，所以更溫和，適合小朋友及老人，它對黏膜也是比較溫和的，沒有那麼強的乾化和刺激性，更適合長期使用。

# 檸檬尤加利

英文名：Eucalyptus Lemon
拉丁名：*Eucalyptus citriodora*
植物科屬：桃金孃科桉屬
萃取部位：葉片
萃取方式：蒸餾

氣味形容：清新的檸檬加薄荷的葉片香
主要產地：馬達加斯加、印度、南非、馬拉威

## 代表成分：

| | | | |
|---|---|---|---|
| 香茅醛 | 70%～80% | 異胡薄荷醇 | 8%～9% |
| 香茅醇 | 4%～8% | 丁香油烴 | 1%～2% |
| β-松油烯 | 0.5%～1% | 乙酸香茅酯 | 1%～2% |
| 1,8-桉油醇 | 0.6% | α-松油烯 | 0.3% |

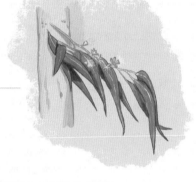

## 生理功效：

• 消炎，止痛效果佳，祛風濕
• 改善風濕關節炎、關節痛、肌肉僵硬
• 改善五十肩、網球肘、肩周炎，動脈炎
• 改善坐骨神經痛、肌肉神經性發炎
• 抗感染，殺菌力比石碳酸（苯酚）高 8 倍
• 安撫氣管痙攣，適合氣喘
• 輔助治療膀胱炎、陰道炎、尿道炎、帶狀皰疹、登革熱
• 提升免疫力，輔助治療支氣管炎、肺炎、咳嗽
• 改善循環系統及身體機能緩慢

• 降血壓，有助改善高血壓
• 具有驅蚊、驅蟲效果

### 心理功效：

放下緊張、提振精神，在世俗中找到平衡。

　　檸檬尤加利在中國植物志中的學名是檸檬桉，原產於澳洲東北部，樹皮是光滑的灰白色或略帶粉色，樹皮會有薄片剝落，喜歡濕熱和肥沃土壤，能耐輕霜，生長速度快，生命力蓬勃發達，通常有 25～

40 公尺，葉片有檸檬香味。

　　檸檬尤加利又稱為檸檬桉，它的特點是含有高比例的香茅醛，這個成分可以合成孟二醇（p-menthane-3,8-diol，PMD），對避免蚊蟲特別有用，在 2000 年，美國環境保護署（U.S Environmental Protection Agency，EPA）將 PMD 註冊為「生物農藥防護劑」，這種天然的化合物，可以替代有毒的人工化學防護劑，有效驅避蚊蟲。

　　檸檬尤加利精油在尤加利精油家族中，有著鮮明的個性特質，並不像其它尤加利精油以桉油醇為主要成分，而是以香茅醛為主要成分，比香茅和檸檬草含量都高。香茅醛可以恢復身體彈力結構的機能，恢復韌帶彈性，改善肌肉、韌帶發炎和痛症，所以很適合用來處理肌肉關節等問題。

# 茶樹

英文名：Tea Tree

拉丁名：*Melaleuca alternifolia*

植物科屬：桃金孃科白千層屬

萃取部位：葉片

萃取方式：蒸餾

氣味形容：略帶消毒藥水的氣息，但清新不刺鼻

主要產地：南非、澳大利亞、辛巴威

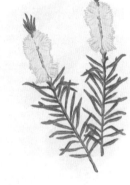

## 代表成分：

| | | | |
|---|---|---|---|
| 萜品烯 -4- 醇 | 33%～42% | γ - 萜品烯 | 20%～28% |
| α - 萜品烯 | 9%～15% | α - 松油烯 | 2%～4% |
| 1,8- 桉油醇 | 3%～8% | 異松油烯 | 2%～4% |
| 對傘花烴 | 1%～2% | α - 側柏烯 | 0.8%～2% |
| α - 萜品醇 | 1%～3% | β - 水芹烯 | 0.8%～2% |

## 生理功效：

- 抗真菌、抗菌、抗病毒，提升免疫力
- 強大的天然抑菌劑，抗菌力是苯酚的 12 倍
- 抗菌卓越卻非常溫和，適合各類人群的感染症
- 緩解感冒，流感，傳染病，呼吸道及胸腔感染等症狀
- 有助發汗，幫助排毒和降低體溫，處理發燒
- 改善耳鼻喉科各類感染症以及腺體發熱問題
- 改善口腔感染，如牙齦炎、潰瘍、口腔炎症
- 輔助治療唇皰疹、鵝口瘡、帶狀皰疹、褥瘡、水痘、疣
- 輔助治療尿道感染，陰道炎等生殖泌尿系統感染症
- 促進肌膚再生，癒合刀傷與創傷
- 改善痤瘡肌膚，毛囊發炎，脂漏性皮膚炎
- 處理傷口感染化膿，治療癬和癰
- 輔助治療腳氣、金錢癬、念珠菌類感染
- 放射性治療前保護皮膚
- 處理蚊蟲叮咬及一般性的皮膚搔癢
- 祛除頭皮屑，淨化頭皮，調理油性肌膚

## 心理功效：

消除莫名的恐懼，重建內心的安全感。

　　茶樹在中國植物志中的學名是互葉白千層，並非我們熟知的、用於炒製茶葉的茶樹，而是白千層屬的樹種。高約 7 公尺，樹冠茂密，

樹皮呈白色，如紙片般斑駁，葉子交替排列，葉片光滑、柔軟，葉形細長如線狀，開白色或奶白色的穗狀花序，喜歡排水良好但濕潤的土壤以及陽光充足的環境。

茶樹是用途最廣、公衆認知度最高的精油之一，很早以前就被很多護膚品牌作爲抗痘系列產品的主要成分，澳大利亞茶樹精油在過去幾年有供不應求的狀況，因爲需求量增大，而澳洲多年的乾旱和大火等因素，導致產量下降，不過茶樹生命力強，容易萃取，所以這種短暫的供應緊張，很快就得到緩解。

茶樹精油是所有精油中，唯一一個擁有專屬於自己的、非營利協會的精油—澳大利亞茶樹工業協會（Australian Tea Tree Industry Association，ATTIA），因爲澳大利亞是茶樹的主產國，年產量約爲 50 萬千克。澳大利亞當局認爲優質茶樹精油的標準是萜品烯 -4- 醇 30% 以上，而 1,8- 桉油醇爲 15% 以下。

澳大利亞當地原住民很早就意識到茶樹的藥用價值，歐洲植物療法科學合作組織（European Scientific Cooperativeon Phytotherapy，ESCOP）、英國藥典、英國製藥協會，法國、德國、澳大利亞官方，都肯定茶樹的藥用價值。現在，茶樹精油廣泛用於個人洗護產品、口腔護理產品、去屑及痘肌產品中。

1930 年澳大利亞醫學雜誌（Australian Medical Journal）報導，茶樹可以處理傷口感染，促進疤痕復原。1933 年英國醫學雜誌《Britis Medical Journal》報導，茶樹精油是強力的殺菌劑，沒有毒性，而且非常安全無刺激性。E.M.Humphrey 指出，茶樹能殺菌，但不會摧毀正

常組織，是非常優秀的抗菌劑。1955 年，美國處方手冊（United States Dispensatory）指出，茶樹精油的殺菌力是苯酚的 10 ～ 13 倍。

　　1980 年，澳大利亞有一項實驗，用 4：1000 的濃度調和茶樹精油與水，將它與葡萄球菌、白色念珠菌混合，在第 7 天、21 天、35 天分別檢測，這些細菌不存在了。1983 年，澳大利亞聯合食品實驗室的另一項實驗表明，未洗手前手上的單位細菌數為 3000，用蒸餾水沖洗後為 2000，用含有茶樹精油的水沖洗後，不到 3 個，幾乎檢測不到細菌。茶樹精油的確是一款物美價廉的抗菌精油，在臨床中，廣泛用於各類需要抗菌的身體狀況，而且非常溫和，即使是純精油也可以直接用於皮膚上，但建議小範圍、短時間；用於黏膜組織，則建議稀釋使用。

香桃木

英文名：Myrtle
拉丁名：*Myrtus communis*
植物科屬：桃金孃科香桃木屬
萃取部位：葉片
萃取方式：蒸餾

氣味形容：潮濕的樹葉氣息
主要產地：法國、突尼斯、摩洛哥

## 代表成分：

### 紅香桃木（Red Myrtle）

| | | | |
|---|---|---|---|
| α- 松油烯 | 25%～29% | 檸檬烯 | 9%～13% |
| 1,8- 桉油醇 | 26%～30% | α- 萜品醇 | 2%～4% |
| 乙酸桃金孃酯 | 12%～16% | 乙酸牻牛兒酯 | 2%～3% |
| 沉香醇 | 2%～6% | 甲基醚丁香酚 | 0.8%～1.2% |

### 綠香桃木（Green Myrtle）

| | | | |
|---|---|---|---|
| α- 松油烯 | 52%～55% | 檸檬烯 | 7%～9% |
| 1,8- 桉油醇 | 20%～25% | α- 萜品醇 | 1%～2% |
| 乙酸桃金孃酯 | 0.01～0.07% | 乙酸牻牛兒酯 | 0.7%～2% |
| 沉香醇 | 2%～3% | 甲基醚丁香酚 | 0.4% |

## 生理功效：

- 淨化的特性，適合呼吸道感染及胸腔感染
- 祛風解表勝濕，處理感冒，有助退燒
- 緩解支氣管炎、鼻竇炎、咽峽炎
- 適合感冒期間的夜晚薰香（紅香桃木）
- 改善帶狀皰疹，尿道炎，前列腺炎
- 改善帶狀皰疹，尿道炎，前列腺炎
- 緩解痙攣（紅香桃木），緩解腹痛、經痛
- 改善白帶異常，淨化子宮
- 很好的收斂劑，有助減輕痔瘡

- 收斂肌膚，有助減緩衰老鬆弛
- 改善痤瘡、粉刺肌膚效果好，淨化阻塞肌膚
- 驅除蚊蟲，處理蚊蟲叮咬不適

### 心理功效：

釋放委屈，接納自己，重新找回平和。

香桃木為常綠灌木，原產於北非，現在多生長於地中海沿岸，高約 5 公尺，葉片及花朵散發芬芳，開白色或粉色花，葉片較小，為深綠色，具有閃亮的光澤，果實成熟是藍黑色，耐熱、耐乾旱，但不耐風霜，喜日照。

早在古希臘及古埃及時期，人們就已經知道香桃木的藥用功效，用葉片泡酒，用以退燒並防止感染。迪奧斯寇里德曾指出，浸在香桃木的酒液能健胃，還可治療肺臟和膀胱感染。1876 年，德薩維涅克醫師指出香桃木可以治療支氣管炎以及生殖泌尿系統感染，大力讚揚香桃木的功用。

香桃木是傳統護膚聖品「天使之水」的主要成分，可以保持肌膚青春，可見其抗衰效果不錯。

紅香桃木與綠香桃木的拉丁名相同，成分構成上，綠香桃木精油含有高比例的 $\alpha$-松油烯，其它成分含量都低於紅香桃木精油，尤其是乙酸桃金孃酯，整體上來說，酯類和醇類成分綠香桃木精油都低於紅香桃木精油，因此可想而知，紅香桃木精油呈現更均衡，更溫和的功效特性。松油烯的特性是增強腎上腺素，抗關節炎，因此在需要這兩類特性時則使用綠香桃木精油更適合。用於皮膚護理，紅香桃木精油更加合適。白天薰香綠香桃木精油更適合，夜晚薰香則紅香桃木精油更適合。價格上，綠香桃木精油比紅香桃木精油貴一倍，因此，紅香桃木精油更具性價比。

## 五脈白千層

英文名：Niaouli

拉丁名：*Melaleuca quinquenervia*

植物科屬：桃金孃科白千層屬

萃取部位：葉片

萃取方式：蒸餾

氣味形容：清爽醒腦的新鮮葉片香

主要產地：馬達加斯加

### 代表成分：

| | | | |
|---|---|---|---|
| 1,8- 桉油醇 | 54%～64% | α- 松油烯 | 7%～13% |
| α- 萜品醇 | 4%～8% | β- 松油烯 | 2%～3% |
| γ- 萜品烯 | 1%～3% | 丁香油烴 | 1%～3% |
| 綠花醇 | 1%～6% | 月桂烯 | 0.5%～1.5% |
| 異松油烯 | 0.5%～1% | 萜品烯 -4- 醇 | 0.6%～0.8% |

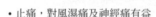

### 生理功效：

- 提升免疫力，強效抗菌
- 預防呼吸道感染，預防感冒
- 輔助治療支氣管炎、黏膜炎、鼻塞、肺部感染、氣喘、百日咳
- 輔助治療腸炎、痢疾
- 輔助治療尿道炎、膀胱炎、前列腺炎等泌尿系統感染
- 輔助治療白帶異常，處理白帶問題引發的搔癢
- 輔助治療念珠菌感染疾病
- 減輕靜脈充血，處理痔瘡、靜脈曲張
- 止痛，對風濕痛及神經痛有益
- 刺激細胞再生，有助創傷恢復，也可用來清洗傷口
- 不刺激皮膚，又能殺菌，很適合炎症肌膚
- 改善痘肌、痤瘡、疔癤、牛皮癬
- 緊實肌膚，延緩皺紋產生
- 保護皮膚在放射治療時不受傷害，避免灼傷

### 心理功效：

虛弱無力時給予默默的關懷，恢復能量。

　　在以往芳療界中，將五脈白千層稱爲綠花白千層，但因爲在中國植物志中綠花白千層是另一種植物，拉丁名爲 Melaleuca viridiflora，

為避免誤解，此處名為五脈白千層。

五脈白千層原產於新喀里多尼亞、巴布新幾內亞、澳大利亞東部沿海，為中等大小樹種，高 8～15 公尺，樹幹上層覆蓋著白色、米黃色、灰色的紙質樣樹皮，橢圓形樹葉，綠色油亮，葉片上有五條葉脈，開穗狀花序，顏色為白色或奶白色，喜歡生長在沼澤地，或是淤泥質土壤中，生命力強。

五脈白千層在傳統用法上，常用來處理發燒、傷口、腹瀉與風濕。抗生素發明之前，法國醫院的產房和婦產科也常用它來殺菌消毒，也適合女性私處的清潔抗炎護理。五脈白千層也是許多藥劑中常用的成分，如口腔噴劑、牙膏、個人護理產品、外傷護理藥品等。

五脈白千層很有價值的一點在於它不僅功效多元而強大，又非常溫和，所以很適合各類人群使用，尤其是老人與小孩；在處理皮膚問題時，因其溫和的特性，不會對皮膚造成過強的刺激；對於一些黏膜的感染症，也非常適合，不會對黏膜造成損傷；另外，女性私密部位通常比較脆弱不耐刺激，也適合用它來處理。

由於最初的植物學名和萃取植材選擇有些混亂，使得五脈白千層在不同生態地形環境下，產生了不同化學類型的精油，如 1,8- 桉油醇、橙花醇、甲基醚丁香酚、甲基醚異丁香酚、沉香醇、綠花醇，最常見的是 1,8- 桉油醇這種化學類型，橙花醇、沉香醇、綠花醇也比較溫和，在購買時留意化學類型或成分報告。

# 白千層

| | |
|---|---|
| 英文名：Cajeput | 萃取方式：蒸餾 |
| 拉丁名：*Melaleuca cajuputi* ／ *Melaleuca leucadendron* | 氣味形容：強勁、上衝的薄荷加天然樟腦味 |
| 植物科屬：桃金孃科白千層屬 | 主要產地：越南 |
| 萃取部位：葉片 | |

## 代表成分：

| | | | |
|---|---|---|---|
| 1,8- 桉油醇 | 50%～70% | α- 萜品醇 | 9%～12% |
| 檸檬烯 | 4%～7% | β- 松油烯 | 1%～3% |
| γ- 萜品烯 | 2%～3% | α- 松油烯 | 1%～5% |
| 異松油烯 | 1%～2% | 乙酸松油酯 | 1.5% |
| 丁香油烯 | 1%～4% | α- 蓽草烯 | 1%～2% |
| 蛇床烯 | 1.5%～2.5% | 沉香醇 | 0.5%～3% |
| 對傘花烴 | 0.6%～1% | 萜品烯 -4- 醇 | 0.8%～1.2% |

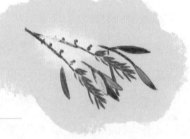

## 生理功效：

- 呼吸道絕佳抗菌劑，緩解感冒及呼吸道感染症狀
- 祛風，促進發汗，有助退燒
- 提升免疫力，預防流感
- 清除過多的鼻腔黏液，避免細菌滋生，治療鼻竇炎
- 止痛的效果可以緩解頭痛、牙痛、喉嚨痛、神經痛
- 強勁的神經興奮劑
- 輔助治療膀胱炎、尿道感染
- 輔助治療風濕病、關節僵硬、關節炎，肌肉僵硬
- 改善腸炎、痢疾、嘔吐，緩解腸絞痛
- 輔助治療皮炎、皮疹、粉刺、乾癬
- 著名的解毒劑，輔助治療蚊蟲咬傷和頭蝨

## 心理功效：

激勵勇於表達自我的勇氣。

　　白千層原產於澳大利亞，高約 18～35 公尺，多層剝落樹皮呈灰白色或白色，葉片互生，皮革質地，披針形或窄長圓形，穗狀花序，

花為白色或乳白色，喜歡生長在水邊，生命力強。

　　精油的名稱來源於馬來語 Caju-puti，意指白色的樹。馬來西亞當地原住民很早就知道白千層的療效，可以治療感冒和慢性風濕症，也有發汗的作用，在霍亂發生期間用來治療和預防。桂柏醫師在 1876 年的《簡單藥物自然史》（The Natural History of Simple Drugs）中詳細記述了白千層的藥效，他認為白千層對腸胃病、痢疾、泌尿疾病、膀胱炎、尿道感染、流感等問題有治療功效。

　　白千層常常拿來和五脈白千層做比較，一般認為五脈白千層更加溫和，白千層更顯刺激。國際芳香療法治療師協會（IFA）發起人之一的派翠西亞認為：「白千層精油會刺激皮膚，是一種非常強力的興奮劑，除非用鎮定效果的精油中和，否則不適合在睡前吸聞及薰香。」也許是因為白千層含有檸檬烯，這個成分容易氧化變成對傘花烴，繼而變成百里酚或香荊芥酚，從而對皮膚產生刺激性。但實際上，白千層的檸檬烯含量不是非常高，在保存時注意蓋緊瓶蓋、不要頻繁開啟儘量避免氧化，就不會這麼容易產生刺激性；而其興奮效果主要來源於桉油醇成分，夜晚薰香有非常多的選擇，可以避開白千層，但從另一個角度來看，說明白千層有非常好的醒神、清利頭目的功效，很適合感冒期間工作時使用，有利於降低感冒帶來的頭腦渾沌感，所以，我們在使用精油時，要靈活變通，知其然並知其所以然，方能進退有度，鋒利的快刀雖然比鈍刀易傷手，但快、狠、準的特性，在需要它時也能快刀斬亂麻。

Cajeput 這個英文名對應數個拉丁名，如 Melaleuca cajuputi、Melaleuca leucadendron、Melaleuca quinquenervia、Melaleuca linariifolia、Melaleuca viridiflora，較常見是前兩種，精油的化合物結構差不多。另外，不同批次的白千層精油，1,8- 桉油醇的含量會有所不同，購買時留意拉丁名和成分報告。

英文名：Manuka

拉丁名：*Leptospermum scoparium*

植物科屬：桃金孃科御柳梅屬

萃取部位：枝葉

萃取方式：蒸餾

氣味形容：獨特的花草發酵氣味，隱約又有一絲微甜

主要產地：紐西蘭、澳大利亞

# 松紅梅

## 代表成分：

| | | | |
|---|---|---|---|
| 玉竹烯 | 10%～16% | 薄子木酮 | 12%～18% |
| 四甲基異丁醯基環己三酮 | 4%～11% | 異薄子木酮 | 3%～6% |
| β - 蛇床烯 | 5%～7% | α - 古巴烯 | 5%～6% |
| 順式 - 依蘭 -3,5- 二烯 | 2.5%～4% | 反式 - 杜松 T(6),4- 二烯 | 3%～4% |
| δ - 杜松烯 | 4%～5% | α - 蓽澄茄烯 | 2%～3% |
| 香樹烯 | 2%～3% | α - 蛇床烯 | 3%～5% |
| β - 丁香油烴 | 1.5%～2.5% | γ - 依蘭烯 | 1%～2% |
| α - 依蘭油醇 | 1% | α - 依蘭烯 | 1%～2% |
| 表蓽澄茄油烯醇 | 1% | α - 松油烯 | 1% |
| 大黃酮 | 0.2%～0.4% | 別香樹烯 | 0.7% |

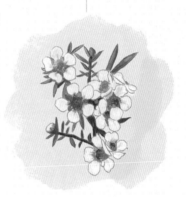

## 生理功效：

- 強力的抗病毒、抗真菌、抗菌能力
- 緩解感冒、鼻喉黏膜炎、鼻竇炎、支氣管炎
- 清除鼻腔黏液，化痰，處理鼻塞
- 預防流感傳染，提升免疫力
- 優秀的抗組織胺和抗過敏特性，輔助治療過敏性鼻炎與氣喘
- 酮類成分有助祛痰、化解瘀症
- 局部止痛劑，緩解肌肉酸痛和風濕痛
- 改善泌尿及生殖系統感染症，緩解陰道搔癢
- 改善白色念珠菌及金黃葡萄球菌類感染症狀
- 溫和強效的皮膚抗菌劑，適合各類皮膚感染問題
- 輔助治療刀傷、斑點、疔瘡、潰瘍、久治不癒的傷口
- 處理曬傷、燙傷、金錢癬、濕疹、皰疹、生殖器皰疹
- 改善痤瘡和油性肌膚
- 有效的殺蟲劑，還可處理蚊蟲叮咬
- 處理皮膚過敏，有助皮膚與黏膜再生

## 心理功效：

化解心中鬱結，放鬆敏感神經，打開心扉，再度與愛連接。

松紅梅土生土長於紐西蘭和澳大利亞東南部，多年生常綠灌木，耐寒性不強，通常為 2～5 公尺，枝條紅褐色，較為纖細，花為白色、粉紅色、桃紅色或粉白色，有五個花瓣，直徑為 0.8～1.5 公分，花形精美，非常好看，也被培育成盆栽觀賞花。

　　松紅梅又稱麥盧卡，紐西蘭原住民使用它的歷史非常悠久，是非常重要的傳統藥物，用它來治療頭痛、發燒、支氣管炎、風濕類疾病以及肌肉酸痛等症，又稱紐西蘭茶樹，與茶樹同科不同屬，精油的天然化合物結構與茶樹有很大差異。

　　松紅梅每年夏季開花，吸引成群的蜜蜂採集花蜜，從而產生獨具特色的麥盧卡蜂蜜，這種蜂蜜在 20 世紀中期以前並未受到重視，因為當時的人們更喜歡苜蓿蜂蜜、聖誕花蜂蜜這類白色蜂蜜，因此麥盧卡蜂蜜的銷量一直不好，一些養蜂人甚至以極低的價格賣給奶牛飼養者製作蜂蜜水，為奶牛補充糖分，後來發現奶牛喝了這種蜂蜜水不容易生病，進而引起了紐西蘭生物化學界的關注，開始研究麥盧卡蜂蜜。

　　2006 年，德國德雷斯頓理工大學（Technical University of Dresden）食品化學系湯瑪斯亨利教授在《分子營養和食品研究雜誌》發表文章：據研究，導致麥盧卡蜂蜜具有獨特抗菌能力的活性因數，就是甲基乙二醛（Methylglyoxal，分子式為 $C_3H_4O_2$，MGO）。基於這一發現，亨利教授設計了一套新的麥盧卡蜂蜜分級標注體系，也就是 MGO 分級體系。它把麥盧卡蜂蜜分為：MGO30+、MGO100+、MGO250+、MGO400+ 和 MGO550+ 等 5 個等級。所謂 MGO30+，就是指每 1000 克麥盧卡蜂蜜中，至少含有 30 毫克的甲基乙二醛，以此類推。另一

個分級體系是 UMFEQUIVALENT，兩者的換算約爲 MGO83=UMF5、MGO263=UMF10、MGO514=UMF15、MGO829=UMF20……。一般認爲，UMF10以上的麥盧卡蜂蜜抗菌活性高，有很好的治療效果，麥盧卡蜂蜜據稱可以對導致慢性胃炎的幽門螺旋桿菌產生抑制作用，並提升人體免疫力，被市場瘋狂追捧，導致麥盧卡蜂蜜的價格一路飆升。

麥盧卡蜂蜜的抗菌特性在松紅梅精油中也可窺見一斑，松紅梅精油的抗菌力是茶樹精油的 20～30 倍，抗眞菌能力是茶樹精油的 5～10 倍，它性質非常溫和，殺菌力卻非常強，高山野生的松紅梅精油殺菌力比平地種植的更強。松紅梅精油還含有罕見的強力殺蟲成分—薄子木酮。

松紅梅精油的天然化合物構成非常特別，有很多其它精油沒有的天然化合物，使其更顯珍貴，最特別的是三酮成分，有很好的化瘀化痰效果，而三酮又不像有些酮類分子有輕微毒性，少了一般酮類分子的諸多使用禁忌。精油成分以倍半萜烯和倍半萜酮爲主，都是大分子結構，所以非常溫和，隨著未來更多的研究和臨床運用經驗的積累，相信松紅梅精油會更越來越受到重視。

松紅梅精油的氣味比較獨特，通常人們是對它是喜惡參半，這是它唯一不太好運用的地方。

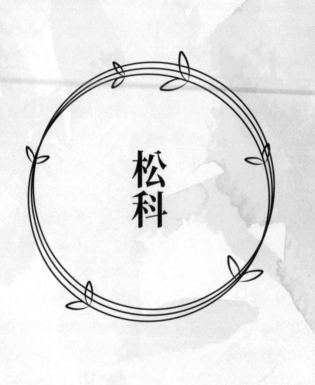

松科

# 歐洲赤松

英文名：Scotch Pine

拉丁名：*Pinus sylvestris*

植物科屬：松科松屬

萃取部位：針葉

萃取方式：蒸餾

氣味形容：原始森林的氣息，強壯而清冽的松香味

主要產地：法國、保加利亞、俄羅斯

## 代表成分：

| | | | |
|---|---|---|---|
| α-松油烯 | 36%～58% | β-松油烯 | 20%～25% |
| 檸檬烯 | 3%～11% | 月桂烯 | 4%～6% |
| 樟烯 | 2%～6% | δ3-蒈烯 | 1%～3% |
| 水芹烯 | 0.8%～3% | 杜松烯 | 1%～2% |
| 乙酸龍腦酯 | 0.1%～1.5% | β-羅勒烯 | 0.1%～1.4% |
| 丁香油烴 | 1%～2% | 異松油烯 | 0.4%～0.8% |

## 生理功效：

- 激勵腎上腺，滋補腎氣
- 緩解風濕關節炎，舒緩肌肉酸痛，關節疼痛
- 利尿，有助治療泌尿系統感染、膀胱炎
- 激勵免疫系統，抗感染
- 緩解流行性感冒、喉嚨痛、咳嗽，很好的祛痰劑
- 抗病毒，有效的肺部殺菌劑，緩解支氣管炎
- 緩解過敏性鼻炎、鼻竇炎、鼻喉黏膜炎
- 緩解身體各種充血症狀
- 治療阻塞的皮膚
- 提升血壓，對身體具有激勵性

## 心理功效：

提升適應性與抗壓能力，強大內心，增強自信。

　　歐洲赤松原產於蘇格蘭，現今廣泛分佈，從歐洲西部到西伯利亞東部，從南到高加索山脈和安納托利亞，從北到芬諾斯坎迪亞的北極圈內，生長海拔最高到達 2600 公尺，樹高達 40 公尺，樹皮呈灰褐或

黑褐色，葉片的生長期爲 2～4 年，在北極地區可高達 9 年，具有強壯的生命力，在嚴寒、營養貧瘠的沙質土壤也能很好的生存，與周圍植被友好共生。

歐洲赤松的藥用價值一直以來備受好評。希波克拉底建議用赤松治療肺病與呼吸道感染，皮里尼在《自然史》中指出，赤松很適合用來治療各種呼吸道疾病。勒克雷爾醫師也認爲赤松除了對呼吸道非常有幫助，還能改善膀胱炎。摩利夫人認爲赤松適合治療痛風、風濕，是有效的利尿劑，也是感冒的良藥。

歐洲赤松精油，是一款具有很強能量的精油，強壯、迅猛，適合身體很疲憊，又不得不面臨高強度工作時使用。當然，疲憊最好的應對方式，仍然是休息。最適合使用赤松精油的時機是面臨壓力，又缺乏信心與勇氣時，赤松精油可以提振能量，迅速進入積極狀態。

松科的植物大多數都高大筆直，可以想像對應人體的脊柱，給人以支撐的力量。

現代醫學研究發現，赤松精油有類似「可的松」的功效，可的松是骨上腺皮質激素，主要應用於骨上腺皮質功能減退症及垂體功能減退症，赤松精油的功效與它有類似的作用，但精油不是激素，所以在使用上安全很多。

法國產地的赤松精油，$\alpha$-松油烯含量明顯更高，保加利亞產地的則是檸檬烯更高，開封後注意保存，單萜烯類成分容易氧化，會對皮膚產生刺激，如發生變味則不能繼續使用。

## 歐洲銀冷杉

英文名：Silver Fir
拉丁名：*Abies alba*
植物科屬：松科冷杉屬
萃取部位：針葉
萃取方式：蒸餾

氣味形容：木香夾雜微甜樹脂香，冷冽舒暢的氣息
主要產地：法國、保加利亞

### 代表成分：

| | | | |
|---|---|---|---|
| β - 松油烯 | 21%～23% | 檸檬烯 | 19%～24% |
| α - 松油烯 | 18%～20% | 乙酸龍腦酯 | 5%～8% |
| 樟烯 | 9%～13% | β - 丁香油烴 | 2%～4% |
| β - 水芹烯 | 4%～6% | β - 月桂烯 | 1%～3% |
| α - 蓽草烯 | 1%～2% | 依蘭烯 | 1%～1.5% |
| 異松油烯 | 0.3%～0.6% | 杜松烯 | 1%～1.5% |

### 生理功效：

- 呼吸道的抗菌劑，適合咽喉炎、支氣管炎等呼吸道炎症
- 激勵免疫系統，提振身體與精神的萎靡不振
- 緩解感冒症狀，有祛痰的功效
- 止痛，消炎，適合肌肉酸痛，風濕痛
- 淋巴循環系統的活化劑

### 心理功效：

趕走灰霾，抗憂鬱，平衡情緒，溫暖孤寂的內心。

歐洲銀冷杉在以往芳療界中稱爲歐洲冷杉，而在中國植物志中的學名是歐洲銀冷杉。歐洲銀冷杉爲常綠針葉樹，是歐洲最高大的原生樹種，可以長到 50 公尺，樹幹直徑可達 1.5 公尺，最高大的歐洲銀冷杉可以長到 60 公尺高，直徑 3.8 公尺，生長在海拔 300～1700 公尺的山區，樹會形成自然的三角形，也是最早被當作聖誕樹的樹種，濕的

環境，因此生長在多雨的地區，相較歐洲赤松，歐洲銀冷杉生活在更溫暖的地帶。

歐洲銀冷杉精油氣味甜美且具有天然抗菌性，因此傳統上會作為食物天然防腐劑使用，另一個傳統用法是緩解感冒症狀。在現代，歐洲銀冷杉提取物也用來製作感冒類藥品，所以你可以想像，它非常適合用於處理感冒、流行性感冒，緩解咳嗽及支氣管炎等問題。

歐洲銀冷杉精油相較歐洲赤松精油，氣味上多一層樹脂的微微甜香，更加溫和，也更適合體質虛弱的人使用。生病的時候，人們往往感覺脆弱、無助，歐洲銀冷杉精油能在緩解感冒症狀的同時，提振低落的情緒，也適合容易感冒的人群長期薰香，森林的氣息可以滋養肺部，提升免疫力。

英文名：Balsam Fir

拉丁名：*Abies balsamea*

植物科屬：松科冷杉屬

萃取部位：針葉

萃取方式：蒸餾

氣味形容：清甜的香脂氣息、乾淨舒服的森林氣息

主要產地：加拿大

# 香脂冷杉

## 代表成分：

| | | | |
|---|---|---|---|
| δ3-蒈烯 | 15%～18% | β-松油烯 | 11%～32% |
| 檸檬烯 | 9%～13% | α-松油烯 | 14%～19% |
| 乙酸龍腦酯 | 4%～15% | 樟烯 | 5%～10% |
| 檀烯 | 1%～5% | 異松油烯 | 1%～2% |
| 月桂烯 | 1%～2% | 胡椒酮 | 1% |

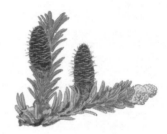

## 生理功效：

• 呼吸道溫和抗菌劑，緩解感冒症狀
• 淨化空氣，順暢呼吸道
• 祛痰，緩解咳嗽，支氣管炎
• 雙向調節，還可緩解乾咳
• 促進循環，緩解肌肉關節疼痛
• 緩解慢性疲勞症，逐步恢復身體活力
• 提升免疫力，加深呼吸

## 心理功效：

化解心結，放鬆心情，帶來溫暖甜美的撫慰感。

　　香脂冷杉是中等大小的杉木，通常有 14～20 公尺高，葉子呈現深綠色，毬果是漂亮的藍紫色，直立向上，生長在較冷的地區，耐受一般寒冷，香脂冷杉林是森林動物青睞的棲居處。

　　香脂冷杉又稱膠冷杉，美洲原住民把香脂冷杉作為傳統藥用植物，對抗細菌及病毒感染，也是傳統漱口水的原料。

穿行在加拿大各個國家森林，呼吸著乾淨、帶著微甜的空氣，你會不由得覺得心情放鬆、人生美好。產於加拿大的香脂冷杉精油，就能帶給你徜徉森林的感覺，比歐洲銀冷杉精油更具香甜氣息，無論是感冒期間，還是日常淨化空氣，都非常適合用它來薰香，香脂冷杉精油會讓你不由自主地想深呼吸，將這美好的氣息更多的吸入胸腔，而逐漸加深的呼吸也會幫助放鬆身體和情緒，是美好而愉悅的薰香體驗。

　　香脂冷杉精油含酯類大分子，比較溫和，更加適合小朋友和老人使用。酯類也能帶來更多放鬆的感覺。香脂冷杉會分泌樹脂，因此精油呈現出對於痰咳和乾咳的雙向調節性，一方面它能夠溫和化痰，另一方面能舒緩修復黏膜，對乾咳也有作用。

　　香脂冷杉精油擁有較多的 $\delta$ 3- 蒈烯，此成分止痛效果好，尤其適合肌肉、骨骼系統的疼痛。

　　香脂冷杉有原精，在購買時需留意選擇，只有蒸餾法萃取的精油才適合用於芳香療法。

英文名：Giant Fir

拉丁名：*Abies grandis*

植物科屬：松科冷杉屬

萃取部位：針葉

萃取方式：蒸餾

氣味形容：混合花香、樹脂甜香、木香氣息，香氣豐富有層次

主要產地：法國、北美洲

# 巨冷杉

## 代表成分：

| 成分 | 含量 | 成分 | 含量 |
|---|---|---|---|
| β - 松油烯 | 26%～28% | 乙酸龍腦酯 | 18%～20% |
| β - 水芹烯 | 10%～12% | 樟烯 | 10%～12% |
| α - 松油烯 | 6%～7% | 檸檬烯 | 3%～4% |
| 蓽澄茄烯 | 1% | 月桂烯 | 1% |
| 反式依蘭 -4(14), 5- 二烯 | 1% | 反式 - 杜松 T(6）, 4- 二烯 | 1% |
| 龍腦 | 0.9% | 反式 - 依蘭 -3, 5- 二烯 | 0.6% |

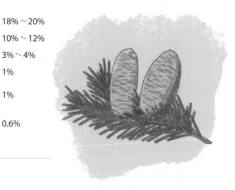

## 生理功效：

- 處理乾咳，緩解黏膜不適
- 促進淋巴循環系統工作
- 舒緩關節疼痛
- 溫和清除黏液，祛痰，順暢呼吸道
- 提升免疫力，淨化空氣，適合長期薰香使用

### 心理功效：

給予巨大寬厚的保護感與支持的力量，重拾信心。

巨冷杉在中國植物志中的學名爲大冷杉，是世界上最高的冷杉樹種，一般生長高度爲 60～90 公尺，最高可達 100 公尺，樹幹直徑可達 2 公尺，生長在海拔 1800 公尺的地區，也是聖誕樹種之一，葉片呈綠色，生長速度快。

很難想像，作為針葉類的植物精油，巨冷杉精油會有令人欣喜的花香甜美，很多人覺得巨冷杉精油是所有松科裡最好聞的精油，非常特別，令人欲罷不能。這是巨冷杉精油最具價值的一點，長期薰香能夠在處理身體問題的同時帶來愉悅感，這點非常棒。

巨冷杉含有 20% 左右的酯類成分，讓它非常溫和，香氣悠遠、持久，也帶來更多放鬆的感覺。

印第安人用巨冷杉治療感冒和發熱，和香脂冷杉一樣，巨冷杉對於咳嗽有雙向調節作用，同時應對痰咳與乾咳。

巨冷杉非常高大，但它不像歐洲赤松那樣給人雄壯的感覺，巨冷杉精油就像一個溫暖、可靠的巨大肩膀，加上它香甜的氣息，給人非常踏實與溫暖的感受。幾乎適合任何環境下、任何體質的人群薰香使用。

黑雲杉

英文名：Black Spruce
拉丁名：*Picea mariana*
植物科屬：松科雲杉屬
萃取部位：針葉
萃取方式：蒸餾

氣味形容：溫暖的木香與針葉香混合
主要產地：加拿大、美國

**代表成分：**

| 乙酸龍腦酯 | 22%～26% | 樟烯 | 15%～23% |
| α-松油烯 | 14%～16% | β-松油烯 | 2%～6% |
| δ3-蓎烯 | 5%～12% | 檸檬烯 | 3%～4% |
| 月桂烯 | 3%～4% | 檀烯 | 2%～4% |
| β-水芹烯 | 0.3%～1.3% | 異松油烯 | 0.9%～1.3% |

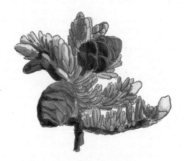

**生理功效：**

• 有類似可的松的功效，激勵腎上腺
• 強身，擊退疲勞，重現活力
• 補益神經系統
• 抗病菌，激勵免疫系統
• 緩解呼吸道感染，改善支氣管炎
• 祛痰止咳，處理咳嗽
• 緩解風濕痛、風濕性關節炎

**心理功效：**

放鬆過度焦慮的負面情緒，增強正能量，啟動萎靡不振的身心狀態。

　　黑雲杉生長緩慢，是小而直立的杉樹，平均高度為 5～15 公尺，直徑為 15～50 公分，針葉較長且硬，能夠耐受貧瘠的土壤，在沼澤地也能生存，因樹木根淺，且樹幹不大，因此容易遭受風害，毬果是紫紅色，成熟後變成棕色。

　　黑雲杉又稱為沼澤雲杉，雖然它的生長速度慢，但對生長環境不

挑剔，樹根雖然淺，但根系龐大，在有限的土壤營養中，盡可能撒網式地吸收養分。

　　黑雲杉精油有類似歐洲赤松精油的功效，氣味也有相似的地方，但因爲黑雲杉精油含有 30% 左右的酯類成分，所以相較赤松精油拚命往前沖的個性，黑雲杉精油多了幾分審時度勢的靈巧，在功能上，黑雲杉精油相較歐洲赤松精油更適合體質沒那麼強壯的人群，更顯溫和。

　　黑雲杉精油成分中，乙酸龍腦酯祛痰作用強，溫和，適合長期使用，樟烯也可以減少呼吸道黏液分泌，且不會造成乾燥，所以黑雲杉精油適合用來處理痰咳。

英文名：Cedarwood Atlas

拉丁名：*Cedrus atlantica*

植物科屬：松科雪松屬

萃取部位：木材、針葉、樹皮

萃取方式：蒸餾

氣味形容：松木夾雜潮濕的泥土氣息

主要產地：摩洛哥

# 北非雪松

## 代表成分：

| | | | |
|---|---|---|---|
| β - 喜馬雪松烯 | 40%～60% | α - 喜馬雪松烯 | 16%～19% |
| γ - 喜馬雪松烯 | 6%～12% | 大西洋酮 | 3%～7% |
| α - 喜馬拉雅 - 二烯 | 1.5%～2% | δ - 杜松烯 | 1%～3% |
| 檸檬酮 | 1% | α - 沒藥烯 | 1%～1.5% |

## 生理功效：

- 有效的抗菌劑，改善陰道炎
- 調節腎臟功能
- 消解脂肪，促進循環，有助減肥
- 緩解風濕痛，關節炎
- 善慢性支氣管炎
- 改善青春痘，收斂油性肌膚
- 改善頭皮屑，脂漏性皮膚炎
- 調理頭皮健康，改善脫髮
- 利尿，消水腫，緩解尿道炎，膀胱炎
- 融解黏液，化痰，緩解各類黏膜炎症

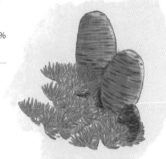

## 心理功效：

疏解憂慮，打開心結，重新建立平和與適應性。

　　北非雪松原產於摩洛哥的阿特拉斯山（Atlas Mountains），又稱爲阿特拉斯雪松或大西洋雪松，過去芳療界會將北非雪松簡稱爲雪松，但在中國植物志中，雪松是另一個樹種，拉丁名爲 Cedrus deodara，

又稱爲喜馬拉雅雪松，爲了加以區分，稱爲北非雪松。

　　北非雪松樹高 30～40 公尺，直徑 1.5～2 公尺，生長在海拔 1300～2200 米的山坡，摩洛哥擁有世界上最高的阿特拉斯雪松林，北非雪松在乾燥、極端寒冷、大風、土壤貧瘠的地區都能存活。北非雪松也曾一度面臨過度採伐，現在摩洛哥也在積極植樹育林。

　　北非雪松和黎巴嫩雪松很接近，自古以來就是深受歡迎的樹種，用以神廟、宮殿的建造，也用作藥品原料，Mithvidat 是一種有解毒效果的百年老藥，裡面就有北非雪松這個成分，香水業則會用北非雪松作爲定香劑。

　　北非雪松也是最早用於薰香的植物之一，北非雪松木有著天然的馨香，可以驅趕昆蟲，所以也常用作儲物箱的材料。北非雪松也是西藏醫學的重要藥材之一。埃及人用北非雪松製作木乃伊。聖經中，北非雪松象徵高貴、尊嚴與勇氣，充滿精神力量。

　　北非雪松精油有三種，分別是從木材（Wood）、樹皮（Bark）、針葉（Needle）萃取的精油，要注意區分。

　　芳療常用的是木材萃取的北非雪松精油。木材萃取的精油又分爲有機和野生，一般而言，野生更具治療價值。

　　木材萃取的北非雪松精油含有 60% 的 $\beta$-喜馬雪松烯，18% 的 $\alpha$-喜馬雪松烯（倍半萜烯），7% 的 $\gamma$-喜馬雪松烯，都是倍半萜烯類成分，三者相加可達 85% 以上，大西洋酮含量約爲 3%；樹皮萃取的三種喜馬雪松烯含量約爲 75%，大西洋酮含量約爲 7%。

　　北非雪松精油主要由倍半萜烯、倍半萜酮以及倍半萜醇類成分

構成，這些都是大分子結構的天然化合物，比較溫和，三大類成分搭配，作用全面。

　　北非雪松具有剛強的雄性特徵，有著堅韌的植物特性，無論環境如何，都能扎實生長，造就成片的山林，頗具領袖風範，令人欣賞與敬佩。在過去會用北非雪松精油壯陽，實際上北非雪松精油也受到很多女性的歡迎，它可以和花類精油完美搭配用於薰香，營造出不俗的香氛空間。

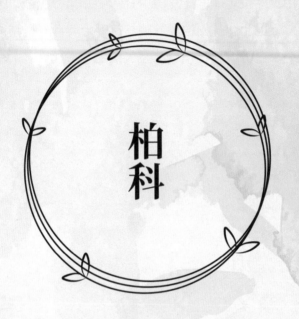

柏科

英文名：Cypress
拉丁名：*Cupressus sempervirens*
植物科屬：柏科柏木屬
萃取部位：枝葉

萃取方式：蒸餾
氣味形容：馨香中透著清新，沉靜中透著內斂
主要產地：法國、西班牙

# 絲柏

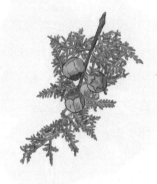

## 代表成分：

| | | | |
|---|---|---|---|
| α- 松油烯 | 48%～56% | δ-3 蒈烯 | 12%～23% |
| α- 乙酸松油酯 | 0.7%～2.4% | α- 異松油烯 | 2%～4% |
| 月桂烯 | 2%～3% | 檸檬烯 | 2%～3% |
| 檜烯 | 1% | β- 松油烯 | 1%～1.5% |
| 萜品烯 -4- 醇 | 0.3%～1.2% | 大根老鸛草烯 | 1%～2.2% |

## 生理功效：

- 處理靜脈曲張、痔瘡，改善微血管擴張
- 調順循環功能，緩解代謝異常引發的水腫
- 緩解體液過度流失，雙向調節體液平衡
- 改善蜂窩組織炎
- 改善風濕痛及肌肉疼痛
- 緩解更年期症狀，調理異常出血
- 改善經血過多，調順週期
- 改善遺尿問題及前列腺肥大
- 抗痙攣，適合氣喘及百日咳
- 處理外傷出血，促進傷口癒合及結疤
- 處理油性及多汗肌膚，改善手汗腳汗症
- 熟齡肌膚抗衰老使用
- 功效和氣味很適合男性護膚使用

### 心理功效：

增強心的能量，回歸沉穩與寧靜，強化面對逆境的耐力、忍辱負重、浴火重生的勇氣。

　　絲柏在中國植物志中的學名是地中海柏木，又稱為西洋檜，原產於歐洲南部地中海地區至亞洲西部，現分佈於整個地中海沿岸地區，在美國、澳洲、紐西蘭部分地區也有種植，柏木存活於地球的

歷史久遠，壽命也很長，在伊朗，現存有 4000 歲的柏木（Cypress of Abarqu），可謂是自然的活化石。柏木樹多呈圓錐形或柱狀，葉子非常茂密，可以長到 30 公尺高，四季常綠，毬果直徑爲 2.5～4 公分，初生綠色，成熟後變成棕色。

絲柏木氣味馨香且防腐性能很好，拉丁名 sempervirens 意爲「永生」，這個含義也展現在絲柏的運用歷史上，希臘人用柏木雕刻不朽的神像，傳說耶穌背負的十字架，聖彼得教堂的門都是用柏木制作的。在猶太傳統中，柏樹被認爲是用來建造諾亞方舟和聖殿的木頭，塞尙和梵古的畫中也常見到柏木的身影，弗拉門戈的吉他也是用柏木製作。歐洲、美國、以色列的墓地周圍，種植的也是絲柏，大抵是人們祈望逝去的靈魂得以永生，同時也因爲柏木的身形像一支蠟燭，以此寄望對親人的思念。

2012 年 7 月，在西班牙的安德拉（Andilla），一場持續五天的大火摧毀了瓦倫西亞村 2 萬公頃的森林，946 棵 22 歲的絲柏樹，只有 12 棵被燒毀，其餘的則毫髮無損，證實了柏木的生命力具有高度的耐火性。

研究植物能量的當代西方神秘學大師史考特・康寧罕認爲，將兩份絲柏和一份廣藿香混合在一起，可以復刻出龍涎香的氣味。

絲柏精油曾被用作孩童百日咳的配方，現代也用於香水業，尤其是男性香水中，這種沉穩、內穩的氣息，很適合成熟男性使用。絲柏精油的功效中，有一個顯著的特性詞是「收斂」，對於各種身體失衡狀態，可以有效地調整平衡，是一款常用精油。

# 歐洲刺柏

英文名：Juniper berry

拉丁名：*Juniperus communis*

植物科屬：柏科刺柏屬

萃取部位：果實、枝葉

萃取方式：蒸餾、超臨界二氧化碳流體萃取

氣味形容：漿果的甜香，略帶蜂蜜的香味

主要產地：保加利亞、土耳其、尼泊爾、波士尼亞和赫塞哥維納、北馬其頓

## 代表成分：

| | | | |
|---|---|---|---|
| α- 松油烯 | 30%～45% | δ3- 蒈烯 | 25%～27% |
| 檸檬烯 | 4%～14% | 月桂烯 | 12%～18% |
| 異松油烯 | 1%～3% | 檜烯 | 1%～7% |
| 杜松烯 | 1%～2.5% | 雪松醇 | 1% |
| 萜品烯 | 1%～3% | 萜品烯 -4- 醇 | 1%～2% |

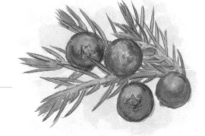

## 生理功效：

• 強利尿，祛濕，消水腫，改善體液滯留

• 輔助治療膀胱炎及前列腺腫大症

• 輔助治療泌尿道感染

• 輔助治療蜂窩組織炎

• 改善靜脈循環異常，改善痔瘡

• 清除尿酸，緩解風濕、痛風、關節炎

• 緩解肌肉酸痛，改善身體僵硬

• 有助消除橘皮組織

• 理順腸道功能，改善脹氣

• 排毒、解酒、淨化身心

• 通經，有助調節經期規律

• 處理呼吸道感染，抗病菌

• 治療痤瘡，殺菌、淨化肌膚

• 治療濕性濕疹、毛孔阻塞

• 淨化身心與環境

## 心理功效：

淨化雜亂的思緒、澄明漸現，看見內心的答案。

在以往芳療界中，將歐洲刺柏稱為杜松，但在中國植物志中，杜松為另一種植物，拉丁名為 Juniperus rigida，為了避免產生混淆，此處稱為歐洲刺柏。

歐洲刺柏為喬木，一般有 10 公尺高，歐洲刺柏的葉子和其它柏科不太一樣，它是針葉狀，果實未成熟時是綠色，大約需要 18 個月以上才會慢慢成熟，變成藍黑色，鳥類吃下歐洲刺柏果實，消化肉質部分，而堅硬的種子則隨著鳥類的糞便排出，這有益於歐洲刺柏的廣泛播種，而歐洲刺柏也擁有頑強的生命力：耐蔭、耐乾旱、耐嚴寒、深根性，對土壤的適應性強，貧瘠土壤也能生存，甚至能在海邊乾燥的岩縫間或沙礫地生長，因此歐洲刺柏分佈極為廣泛。

歐洲刺柏一直以來就有入藥的歷史，用以治療霍亂和傷風病；在藏醫學中，歐洲刺柏用以防止瘟疫；希臘、羅馬和阿拉伯的醫生都很看重它的抗菌性，十五、十六世紀的藥草學家也非常讚賞歐洲刺柏。1870 年天花病傳染期間，法國醫院還會用歐洲刺柏來薰香消毒，這些都源於歐洲刺柏的抗病菌及淨化功效。在南斯拉夫，歐洲刺柏還被尊為萬靈丹，可見其藥用價值非常高。德國文藝復興時期的植物學家傳赫斯也認為歐洲刺柏是治百病的良方。勒克雷爾醫師配製了一種藥方，含有大量的歐洲刺柏，以及木賊和接骨木，被稱為利尿神藥。

歐洲刺柏漿果的香氣也深受釀酒業的喜愛，挪威、芬蘭的傳統啤酒、斯洛伐克的酒精飲料都加入了歐洲刺柏漿果，最有名的就是琴酒（Gin），是世界第一大類的烈酒。琴酒源於歐洲僧侶和煉金術士製造的藥酒，最早用以預防熱帶瘧疾病，以及作為利尿劑使用，而後因為

其香氣純粹、口感醇和，逐漸被廣泛流傳。

歐洲刺柏漿果萃取的精油，不同產地成分會有較大差異，尤其是 $\delta$ 3- 蒈烯，尼泊爾產地的含量爲 26% 左右，保加利亞產地的則不足 1%；檸檬烯，尼泊爾產地的含量爲 14%，保加利亞產地的爲 4%; 其它含量也會有所差異，芳療師購買時留意成分報告。$\delta$ 3- 蒈烯對肌肉骨骼系統有止痛功效；檸檬烯有養肝，分解脂肪瘦身，降低食欲，抗自由基、抗菌、抗感染的功效；在處理不同問題時，可選用不同產地的歐洲刺柏精油。

歐洲刺柏有萃取於針葉和漿果兩個部位的精油，萃取於漿果的又分爲蒸餾法和超臨界二氧化碳流體萃取法，得到的精油氣味、功效有所不同，其中最常用的是蒸餾法萃取於漿果的精油。我們前面所列的功效也主要是指這種精油。超臨界二氧化碳流體萃取法獲得的歐洲刺柏漿果精油成分如下：

| α- 松油烯 | 35% ～ 37% | 檜烯 | 20% ～ 22% |
|---|---|---|---|
| 月桂烯 | 15% ～ 17% | 大根老鸛草烯 | 10% |
| 檸檬烯 | 3% | β- 松油烯 | 1% ～ 2% |
| α- 側柏烯 | 1.8% | 丁香油烴 | 1.6% |
| 大根老鸛草烯 D-4- 醇 | 1.3% | 葎草烯 | 0.7% |

從成分表我們可以看到，超臨界二氧化碳流體萃取法獲得的歐洲刺柏漿果精油，有更多的檜烯和大根老鸛草烯，檜烯有消炎作用，尤其對於慢性炎症效果更好；大根老鸛草烯是倍半萜烯，更加溫和，有

類似激素效應，所以對於生殖系統的問題更加適合；綜合來考慮，就是對於女性慢性生殖系統炎症，效果更好。

歐洲刺柏精油具有強利尿性，嚴重腎病、腎炎的人群以及懷孕期間女性要避免使用。

英文名：Hinoki

拉丁名：*Chamaecyparis obtusa*

植物科屬：柏科扁柏屬

萃取部位：木材

萃取方式：蒸餾

氣味形容：木屑的馨香，乾燥、清揚的木香調

主要產地：日本、台灣

日本扁柏

## 代表成分：

| | | | |
|---|---|---|---|
| α- 松油烯 | 53%～61% | δ- 杜松烯 | 8%～13% |
| 依蘭油醇 | 3%～5% | α- 杜松醇 | 3%～6% |
| 依蘭烯 | 4%～6% | γ- 杜松烯 | 0.2%～4.6% |
| 月桂烯 | 1% | 檸檬烯 | 1% |
| 檀香烯 | 1.5% | 乙酸松油酯 | 1% |

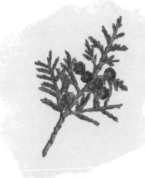

## 生理功效：

• 抗病毒、抗菌，適合淨化空氣
• 改善呼吸道過敏與感染症狀
• 促進循環，改善肌肉酸痛
• 穩定自律神經系統
• 有益於頭髮保養，促進毛髮生長，改善脫髮

**心理功效：**

平靜心緒，不念過往，不盼未來，享受當下。

　　日本扁柏又稱為檜木、白柏、鈍葉扁柏。原產於日本，喬木，生長速度緩慢，一般可以長到 30～50 公尺高，樹皮為紅褐色，光滑，裂成薄片脫落，鱗葉肥厚，先端鈍，有小小的毬果，花期 4 月，球果 10～11 月成熟。在台灣也有種植，稱為台灣扁柏，樹皮為淡紅褐色，較平滑，鱗形葉較薄，先端鈍尖，毬果比日本扁柏大一點點，是台灣最主要的森林樹種。

日本扁柏的英文名是 Hinoki，日語為「火之木」的意思，原因是日本扁柏木易燃，可用於鑽木取火。

日本扁柏常被用作建築材料，比如日本的一些神殿、廟宇、泡湯浴室等，因為木材具有很強的抗腐性。日本扁柏的壽命很長，可以達到數千年。現在，老樹齡的日本扁柏在日本也是瀕臨滅絕，所以是被保護的，用於製造精油的通常是可持續生長的日本扁柏人工種植林。

日本扁柏精油用於芳香療法是近代才有的，精油主產國在日本，它萃取於木材，助益呼吸道，可以搭配萃取於葉片類的精油，實現更全面的功效以及更富有層次的氣味組合。

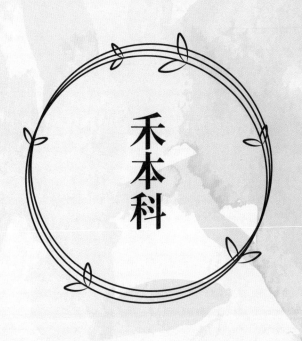

禾本科

# 岩蘭草

英文名：Vetiver

拉丁名：*Chrysopogon zizanioidesl* ／ *Vetiveria zizanioides*

植物科屬：禾本科金鬚茅屬

萃取部位：根部

萃取方式：蒸餾

氣味形容：雅致、溫和、踏實的草木氣息

主要產地：馬達加斯加、海地、印度、印尼

## 代表成分：

| | | | |
|---|---|---|---|
| 異瓦倫西亞桔烯醇 | 1%～11% | 庫斯醇 | 4%～11% |
| 岩蘭草酮 | 5%～8% | 岩蘭草醇 | 3%～4% |
| 岩蘭維烯 | 1%～6% | 岩蘭繡線烯 | 1%～2.5% |
| 紫穗槐烯 | 0.5%～1.5% | 順丁烯雌酚 | 0.6%～2% |
| 環磷醯胺 -12- 醇 | 3%～4% | 順丁烯 | 0.5% |
| 紫蘇醇 | 1% | 庫西醇 | 1%～2% |
| 諾卡酮 | 0.5%～2% | 紫蘇酸 | 2%～15% |
| 異價烯醛 | 0.5%～1% | 苦丁酸 | 4%～22% |

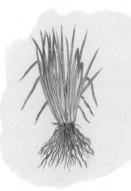

## 生理功效：

- 土性精油，穩定、踏實、深沉、厚重
- 鎮靜、強化神經，保護身體能量
- 平衡內分泌、神經系統
- 補益腎氣，改善手腳冰涼，具有根系精油的強大能量
- 提升免疫力
- 促進循環，改善靜脈曲張，水腫
- 緩解肩頸、腰背酸痛
- 緩解風濕關節炎，冠狀動脈炎
- 增加紅血球數量，通經，治療少經、閉經
- 深度放鬆，改善壓力、焦慮、失眠
- 改善壓力及焦慮型性功能障礙
- 溫和的紅皮劑，促進局部血液循環
- 改善油性及痤瘡肌膚，氣味很適合男性
- 修復、緊實肌膚，保濕，抗皺，改善妊娠紋，皺紋
- 抑制酪氨酸酶活性，美白、淡化斑點
- 驅蟲，適合衣櫃防蟲
- 定香劑，使氣味穩定、持久、悠遠
- 幫助身體提升循環代謝能力

## 心理功效：

釋放深層次的恐懼、焦慮與不安，是心靈的保護神。

岩蘭草在中國植物志中的學名是香根草，爲多年生粗壯草本植物，鬚根含有濃郁的揮發性香氣，可以長到1.5公尺高，環境有利的情況下可達3公尺，莖很高，葉子很長、很薄、很硬，根系高度發達，結構精細且非常堅固，可向下生長4公尺的深度，具有高度耐旱性和耐水性，可以幫助土壤免受沖蝕，防止土壤流失，很多國家把它作爲水土保持的環保植物，在泥沙淤積的情況下，埋在地下的根可以長出新的根系，生命力強。

幾千年前，印度人就利用岩蘭草根來治療疾病，處理中暑、發燒、風濕痛；民間會用岩蘭草根編織成席子、遮陽棚。伊斯蘭教徒會將岩蘭草根磨粉，放入香包中防蟲防蛾。

岩蘭草精油的成分構成，沒有某個絕對大比例的成分，微量成分構成複雜，由100多種倍半萜成分組成，可見其功能之全面、強大、溫和，蒸餾精油時需要持續數小時，才能將其精華完全釋放。其中庫斯醇（khusimol）、岩蘭草酮（vetivone）成分，很大程度決定了岩蘭草的氣味和功效。

岩蘭草精油的氣味和成分構成變化很大，取決於產地、生長環境、氣候、栽培方式和蒸餾方式，岩蘭草的根系非常發達，龐大的根系與土壤充分接觸，汲取不同的微妙養分，精油是從其根部萃取，因此也呈現豐富的多樣性。岩蘭草至少要生長兩年，才能將根部用於萃油，根越老，萃取的精油品質和氣味越好。

岩蘭草精油被稱爲鎮靜之油，氣味具有豐富的層次，也常用作定香劑。它和廣藿香精油一樣，隨著年份的增加，精油氣味更醇厚，

更深沉，更豐富，稀釋到較低濃度時，氣味很好聞。岩蘭草精油有二次蒸餾獲得的精油，相當於再次精餾，氣味更加溫潤深沉優美，較多用於定香，芳香療法多用一次蒸餾萃取的精油，呈現更加多樣化的功效。

岩蘭草精油是為數不多的根部精油，且性質溫和，現代人大多陽虛陽浮，過耗心神，氣散於外，很適合用岩蘭草精油來泡腳，或是打坐時薰香，有助於氣機沉降，心神內斂，幫助身體恢復平和、寧靜。

英文名：Palmarosa

拉丁名：*Cymbopogon martinii*

植物科屬：禾本科香茅屬

萃取部位：葉

萃取方式：蒸餾

氣味形容：玫瑰與葉片混合的香味

主要產地：印度、尼泊爾、斯里蘭卡

# 玫瑰草

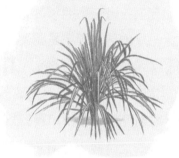

## 代表成分：

| | | | |
|---|---|---|---|
| 牻牛兒醇 | 75%～85% | 乙酸牻牛兒酯 | 10%～15% |
| 沉香醇 | 2%～3% | 丁香油烴 | 1%～2.5% |
| 羅勒烯 | 1%～2% | 香葉醇 | 1% |
| 金合歡醇 | 0.1%～0.8% | 橙花醛 | 0.1%～0.3% |

## 生理功效：

• 輔助治療腸胃炎，腹瀉、痢疾

• 促進消化，改善脹氣、神經性厭食，刺激食欲

• 抗菌，尤其擅長殺滅白色葡萄球菌和大腸桿菌

• 抗病毒，輔助治療皰疹、鵝口瘡、陰道炎等感染炎症

• 舒緩肌肉僵硬及神經痛

• 有助降溫，提升身體免疫力，緩解感冒症狀

• 平衡油脂分泌，油性、乾性、混合性肌膚均適用

• 保濕，改善老化肌膚，促進再生，淡化疤痕

• 改善痘肌及一般皮膚感染性炎症

• 止腳汗，輔助治療腳氣，殺菌

### 心理功效：

增強平順的適應力，讓情緒平和流動，從容面對挫折與不順。

　　玫瑰草在中國植物志中的學名爲魯沙香茅，原產於印度，現在廣泛種植於亞洲各地，爲多年生草本植物，高度可達 1～3 公尺，葉片很長，窄細狀，散發明顯香味，會開花，喜歡炎熱潮濕地帶，需要大

精油百科

量水分，一年可採收 3～4 次。

　　玫瑰草又稱為馬丁香，是一種毫不起眼、雜草一般的植物，但卻散發宛如玫瑰、天竺葵這類花香調的氣息，因此得名玫瑰草。在十八世紀精油行業比較混亂的時期，不法商人會將玫瑰草充斥在玫瑰精油中以假亂真。其實，玫瑰、天竺葵、玫瑰草這三者的氣味還是有顯著差異的，玫瑰的氣息最為馥郁、柔和、富有層次，讓人回味

　　無窮；天竺葵則相當濃郁，甜美的花香調，但氣味豐富性較玫瑰次之；玫瑰草實際上是花葉混合的氣息，氣味比較輕快、清新；三者的氣味還是可以明顯辨別出來的。

　　當然，將玫瑰草與玫瑰、天竺葵精油作比較也是不公平的，畢竟，玫瑰草精油的價格便宜很多。玫瑰草精油是一款性價比非常高的精油，雖然是草，卻有著花類的成分、氣味和功效。

　　在印度傳統醫學中，玫瑰草一直用來治療發燒和感染，因為玫瑰草含有高比例的牻牛兒醇，這是一種天然的消炎抗菌劑，在單萜醇類成分中抗黴菌力最強，對皰疹病毒也有抑制作用，玫瑰草可以在 5 分鐘內殺死大腸桿菌，還能提振食欲，所謂一方水土養一方人，一方植物療一方病，在印度，腸道感染是常見病，加上濕熱的氣候，非常容易食欲不振，而玫瑰草剛好適合處理這些問題。

　　玫瑰草與另一個植物品種容易產生混淆，有些商家會混用精油名稱：摩堤亞（Palmarosa 或 Motia）和蘇菲亞（Sofia 或 Rusa），它們的生長環境、化學成分構成都不同，一般認為摩堤亞品種的精油品質更好，購買時留意拉丁名。

英文名：Lemongrass

拉丁名：*Cymbopogon citratus*

植物科屬：禾本科香茅屬

萃取部位：葉

萃取方式：蒸餾

氣味形容：檸檬與草本混合的
清新氣息

主要產地：印度、尼泊爾、斯
里蘭卡、馬達加斯加

# 檸檬草

## 代表成分：

| | | | |
|---|---|---|---|
| 牻牛兒醛 | 40%～45% | 橙花醛 | 30%～40% |
| 6- 甲基庚 -5- 烯 -2- 酮 | 1%～3.5% | 乙酸牻牛兒酯 | 2.5%～4.5% |
| 樟烯 | 1%～3% | 牻牛兒醇 | 1%～7.5% |
| 丁香油烴 | 1%～2% | 戊基丙基酮 | 1%～2% |
| 沉香醇 | 1%～2% | γ - 杜松烯 | 1%～1.5% |

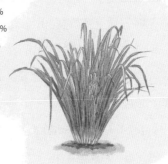

## 生理功效：

- 淨化空氣，殺菌消毒除臭
- 提升免疫力
- 緩解發燒、喉嚨痛、喉炎等呼吸道感染症
- 緩解腸胃炎、消化不良、脹氣、結腸炎
- 具有強效的抗菌性，能處理盆腔炎症
- 對於缺乏運動的人，可促進循環，改善水腫、腿部酸脹
- 改善慢性疲勞症候群，恢復活力
- 緩解頭痛，還能有助改善血栓
- 強力消炎止痛，處理扭傷，韌帶拉傷，肌腱炎，肌張力不全
- 有助消除乳酸，是肌肉酸痛的絕佳處理劑
- 含有檸檬醛，高劑量升血壓，低劑量降血壓

- 緊實肌膚，改善橘皮組織、淋巴阻塞
- 調理油性及粉刺肌膚，改善毛孔粗大
- 抗真菌，減輕腳汗，改善腳氣及皮膚真菌感染
- 驅除蚊蟲效果佳

## 心理功效：

雙向調節，幫助身心恢復平衡。

檸檬草又稱為檸檬香茅，原產於印度、斯里蘭卡、緬甸和泰國，為多年生密叢型草本植物，可以長到 2 公尺，葉片綠色，細長，全株散發著芬芳，喜溫暖、全日照的生長環境，適合排水良好的沙土，生長需要充足水分，一年可採收兩次。

檸檬草對於印度來說非常重要，不僅是重要的調料，在傳統阿育吠陀醫學中也使用廣泛，用來處理傳染病、退燒、霍亂、腸炎、腸脹氣，恢復身體機能，被認為是強力的殺菌劑。

檸檬草的英文俗名為 Lemongrass，國外精油供應商會對應另一種植物，拉丁名 Cymbopogon flexuosus，在中國植物志中的學名為曲序香茅，又俗稱為東印度檸檬草、東印度檸檬香茅，主產地為印度、尼泊爾；而檸檬草，拉丁名 Cymbopogon citratus，又稱為西印度檸檬草、西印度檸檬香茅，主產地為斯里蘭卡和馬達加斯加，也常用於食用調味料。東印度檸檬草和西印度檸檬草的精油成分類似，都是以檸檬醛（牻牛兒醛＋橙花醛）、乙酸牻牛兒酯、牻牛兒醇為主，功效也幾乎相同，所以不必過於拘泥要買哪種，比較容易購買到的是東印度檸檬草精油。

檸檬草精油有高比例的檸檬醛成分（牻牛兒醛和橙花醛），對於此成分的功效可以參見山雞椒精油。

檸檬草精油和檸檬馬鞭草精油的氣味有相似之處，有時候會被拿來冒充檸檬馬鞭草精油。

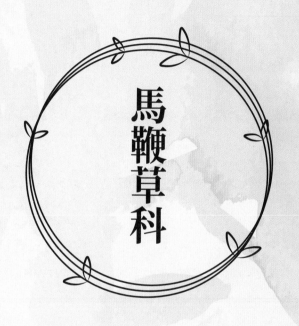

馬鞭草科

# 貞節樹

英文名：Vitex

拉丁名：*Vitex agnus-castus*

植物科屬：馬鞭草科牡荊屬

萃取部位：漿果、葉

萃取方式：蒸餾

氣味形容：好聞的野草香味、隱約的堅果與葉片香味

主要產地：克羅埃西亞、波士尼亞和赫塞哥維納（波黑）

## 代表成分：

| | | | |
|---|---|---|---|
| 檜烯 | 21%～24% | 1,8 桉油醇 | 21%～24% |
| α- 松油烯 | 9%～11% | 反式 β- 金合歡烯 | 6%～7% |
| β- 丁香油烴 | 5%～6% | 檸檬烯 | 4%～5% |
| α- 乙酸松油酯 | 4%～5% | 雙環大根老鸛草烯 | 3%～4% |
| 月桂烯 | 2%～3% | β- 水芹烯 | 2%～3% |
| γ- 萜品烯 | 1%～2% | 萜品烯 -4- 醇 | 1%～2% |
| 反式 β- 羅勒烯 | 1%～2% | β- 松油烯 | 1%～2% |
| 異芳基馬丁烯 | 1%～2% | α- 萜品烯 | 1% |
| α- 側柏烯 | 0.5% | 對傘花烴 | 0.5% |

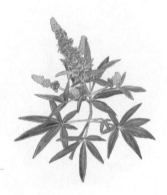

## 生理功效：

- 調節黃體酮與雌激素平衡，溫和安全
- 改善經前症候群及更年期症候群
- 輔助治療子宮肌瘤、子宮內膜異位、多囊卵巢症候群、卵巢囊腫
- 緩解痛經，經期不律，調節經量
- 輔助治療乳腺增生、不孕、骨質疏鬆
- 適度調節性欲

## 心理功效：

降低不切實際的幻想，回歸當下的平和寧靜。

貞節樹在中國植物志中的學名為穗花牡荊，原產於地中海東部，後來在世界各地的溫帶氣候地區種植，為落葉灌木，高 2～3 公尺，

喜光照，適合排水良好的土壤，有長矛狀的葉子和紫色的花，盛夏開花，果實很小一粒像胡椒，曬乾後呈現灰白、土黃或深灰色，具有辛香氣味。

　　貞節樹運用的歷史非常悠久，至少可以追溯到幾千年前，希臘神話中，宙斯的妻子赫拉誕生於貞節樹邊，於是這種藥草就被喻爲貞節的象徵。古羅馬時期，婦女會食用貞節樹果實，將貞節樹葉鋪滿床榻，傳說可以使她們在丈夫外出打仗時保持貞潔；雅典少女會把葉子放在床上，以守護貞節；中世紀的僧侶也使用這種漿果來抑制性欲，被稱爲「僧侶的胡椒（Monk's pepper）」。

　　古代波斯人也會將貞節樹的漿果浸泡在葡萄酒中，或者煎煮成茶，用於疾病治療，同時也會外用。在歐洲傳統草藥運用歷史中，貞節樹在女性成長的許多階段，常被用作女性激素平衡劑，調理經期及更年期的身心健康。

　　貞節樹果實曬乾後可以作爲香料或製作成酊劑，或是磨成粉和木薯發酵物混合在一起，製成膠囊，用以調節黃體酮和雌激素的平衡，但不建議與激素類避孕藥一起服用。

　　貞節樹精油可從葉片和果實中萃取，不容易購買，只有少數精油供應商提供。

# 檸檬馬鞭草

英文名：Lemon Verbena
拉丁名：*Lippia citriodora*
植物科屬：馬鞭草科過江藤屬
萃取部位：葉片
萃取方式：蒸餾

氣味形容：檸檬與草本混合的氣息
主要產地：法國、摩洛哥

## 代表成分：

| | | | |
|---|---|---|---|
| 檸檬烯 | 20%～26% | 牻牛兒醛 | 10%～13% |
| 1,8- 桉油醇 | 5%～9% | 橙花醛 | 8%～10% |
| β- 丁香油烴 | 4%～5% | 芳薑黃烯 | 4%～5% |
| 丁香油烴氧化物 | 2%～4% | α- 萜品醇 | 1%～2% |
| 反式 β- 羅勒烯 | 2%～3% | 檜烯 | 2%～3% |
| 雙環大根老鸛草烯 | 2% | 大根老鸛草烯 | 2% |
| α- 古巴烯 | 1%～2% | β- 波旁烯 | 0.8% |
| 6- 甲基 -5- 庚烯 -2- 酮 | 1.5%～2% | α- 松油烯 | 1%～2% |
| β 沒藥烯 | 1%～2% | 反式異檸檬醛 | 0.7% |
| β- 薑黃烯 | 1%～1.5% | 藏茴香酮 | 0.6% |
| 順式異檸檬醛 | 0.5% | 玫瑰呋喃環氧樹脂 | 0.15% |

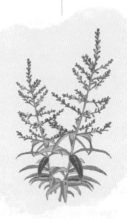

## 生理功效：

- 疏肝解鬱，利膽
- 促進膽汁分泌，有助分解脂肪
- 刺激消化，健胃，增進食欲
- 抗痙攣，治療腹痛，消化不良，脹氣
- 輔助治療焦慮及壓力引發的消化道疾病
- 緩解頭暈，心悸，歇斯底里
- 鎮靜神經系統，改善失眠
- 對焦慮緊張型性功能障礙有改善作用
- 緩解支氣管炎、鼻塞、鼻竇充血

- 改善風濕，多發性硬化症
- 強力抗菌，處理膿腫粉刺、痘皰

### 心理功效：

放下憂鬱與過度戒備心，重新注入開放新生的力量。

檸檬馬鞭草的學名為檸檬過江藤，原產於智利和秘魯，為多年生灌木，1760 年引入北美洲、印度、大洋洲、加勒比海諸島、留尼旺島，並進入歐洲，葉片細長，散發強烈的氣味，開紫色或白色的小花，對寒冷氣候敏感，喜歡熱帶地區。

在古希臘及古羅馬時期，檸檬馬鞭草就被廣泛使用，傳說巫師用檸檬馬鞭草來調制愛情靈藥。

檸檬馬鞭草常用來作為烹飪調味品，用於食品加工行業，葉片曬乾後會用作茶飲。因其氣味層次豐富、功效多元，也被香水業和護膚品行業青睞。維德拉在其著作《植物醫療》（Parte practia de botanica 1784）中提到，檸檬馬鞭草可以強化與調節神經系統，並有健胃作用，能治療消化不良，胃腸脹氣，神經性心悸，暈眩等問題。

檸檬馬鞭草精油的成分結構呈現多元化，比例也比較均衡，使得協同作用更顯強大。不同批次的檸檬馬鞭草精油成分略有不同，主要差異在於 1,8- 桉油醇的含量，有的批次僅含微量。另外，檸檬馬鞭草精油含微量呋喃香豆素，有輕微光敏性，使用後注意避光。

檸檬馬鞭草精油的價格和永久花差不多，在葉片類精油中價位偏高，原因是它的萃油量極低，被稱為最難蒸餾的精油之一，不法商人會用檸檬草精油冒充摻假。另外，有的商家會將檸檬馬鞭草的英文名簡稱為 Verbena，也要注意和馬鞭草（英文名 Vervein，拉丁名 Lippia javanica）區分，購買時留意拉丁文名。

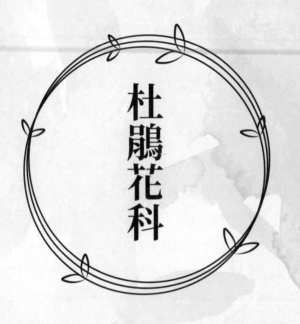

杜鵑花科

英文名：Wintergreen

拉丁名：*Gaultheria fragrantissima*

植物科屬：杜鵑花科白珠屬

萃取部位：葉片

萃取方式：蒸餾

氣味形容：活絡油混合藥油的氣味

主要產地：尼泊爾、中國

# 芳香白珠

**代表成分：**

| | | | |
|---|---|---|---|
| 水楊酸甲酯 | 99.5%～99.9% | 松油烯 | 0.01% |
| 沉香醇 | 0.02%～0.04% | 水楊酸乙酯 | 0.02%～0.1% |
| 側柏烯 | 0.01% | 丁香酚 | 0.02% |

**生理功效：**

• 強效鎮痛，緩解肌肉酸痛，腰部及肩頸痛

• 緩解類風濕關節炎，風濕關節炎，關節僵硬疼痛

• 緩解坐骨神經痛、急性肌肉緊張

• 利尿，清血，有助身體排毒

• 紅皮劑，能擴張血管

• 有助改善動脈粥樣硬化，冠狀動脈疾病

• 抗炎，改善蜂窩組織炎，腱鞘炎，網球肘等

• 緩解感冒症狀，如喉嚨痛，發熱

**心理功效：**

釋放生理痛楚，從而放鬆精神，恢復生機。

　　芳香白珠的英文名為 Wintergreen，翻譯成中文為多青，國外精油供應商對於 Wintergreen 精油，會對應兩種植物，一種為芳香白珠，拉丁名為 Gaultheria fragrantissima；一種為平鋪白珠，拉丁名為 Gaultheria procumbens，兩種植物萃取的精油，都含有高比例的水楊

酸甲酯（99% 以上），功效幾乎一樣，所以都可以購買。

　　芳香白珠樹為喬木，2～3 公尺高，葉片為橢圓形或長圓形，花為白色，筒狀壇形，開口略向下，果實從綠變為紅，再到紫黑色，花期 1～5 月，果期 6～8 月。

　　平鋪白珠樹的花是下垂的，白色，有時是粉紅色，果實是紅色的，看上去像漿果，喜歡生長在松林或闊葉林中的酸性土壤中，陽光充足會有利於結果。

　　這兩種植物萃取的精油，中文俗名不建議稱為冬青，因為冬青這個名字在中國植物志中有專屬的植物對應，拉丁名為 Ilex chinensis，為了避免混淆，建議稱為芳香白珠或平鋪白珠。

　　在北美洲，當地原住民數百年來一直使用芳香白珠樹，在疼痛或發燒時咀嚼其葉片，還用葉片煮水，以提神醒腦。十九世紀有一種藥方叫青年萬靈丹（Swain Panacea），就是以芳香白珠樹為主要成分。二十世紀，一位法國藥劑師因出售一種治療關節與肌肉疼痛的芳香白珠樹藥方，聲名遠洋，獲利頗豐。

　　芳香白珠精油含有高比例的水楊酸甲酯，是為數不多的單一成分超高比例的精油，水楊酸甲酯是阿司匹林的主要成分，所以阿司匹林有的功效，芳香白珠精油基本都具有。雖然芳香白珠精油含有高比例的水楊酸甲酯，但不容易出現阿司匹林的副作用，這也是天然產物化學結構的奧秘所在，因為精油中另一些微量成分可以中和水楊酸甲酯的副作用。芳療大師派翠西亞認為精油中含量很低的成分，也有重要的功用，通常相當於緩衝劑，避免主成分所引發的副作用。

阿司匹林的適應證主要爲預防心肌梗死發病及復發，預防中風，降低心絞痛患者的發病風險，預防大手術後靜脈血栓和肺栓塞，降低心血管危險因素者心肌梗死發作的風險，同時爲解熱鎮痛藥，具有抗炎，抗風濕，抗血小板聚集的作用，常用於感冒發熱、頭痛、神經痛、關節痛、肌肉痛、風濕熱、急性內濕性關節炎、類風濕性關節炎及牙痛。常見的不良反應有噁心、嘔吐、上腹部不適或疼痛等、皮疹、血管神經性水腫及氣喘等過敏反應，頭痛、眩暈、耳鳴、視聽力減退、肝損害、腎損害、長期服用可能導致貧血等。

　　如果將濃度爲 2.5% 的芳香白珠油 10 毫升一次性塗抹在皮膚上並完全吸收，劑量約爲 325 毫克阿司匹靈片中水楊酸的含量。一瓶 10 毫升的芳香白珠純精油約等於 57 片阿司匹林藥片的水楊酸含量。

　　芳香白珠精油會抑制血液凝血，所以要避免與抗凝血劑同時使用，血友病人或卽將手術病人需避免使用，14 歲以下兒童避免使用，孕婦、哺乳媽媽禁止使用，成人必須低劑量使用，不建議超過 2% 的濃度，芳香白珠精油因含有單一高比例成分，建議在專業芳療師指導下使用。

　　除了芳香白珠精油，樺木精油也含有高比例的水楊酸甲酯，但現在較難購買到。芳香白珠精油必須從可靠的管道購買，避免買到用人工合成的水楊酸甲酯假冒的芳香白珠精油。

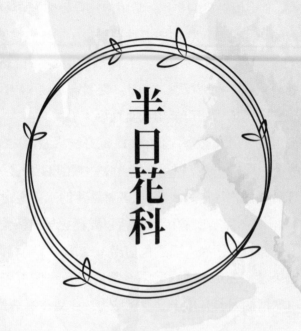

半日花科

英文名：Cistus

拉丁名：*Cistus ladaniferus* ／
*Cistus ladanifer*

植物科屬：半日花科岩薔薇屬

萃取部位：葉片

萃取方式：蒸餾

氣味形容：樹脂與皮革混合的
氣味

主要產地：西班牙、葡萄牙

# 岩玫瑰

## 代表成分：

| | | | |
|---|---|---|---|
| α-松油烯 | 44%～47% | 樟烯 | 4%～5% |
| 反式松香芹醇 | 3%～4% | 乙酸龍腦酯 | 3%～4% |
| 喇叭茶烯 | 2%～3% | 對傘花烴 | 2%～3% |
| 檸檬烯 | 1.5%～2% | 三甲基環己酮 | 1.5%～2.5% |
| α-對二甲基苯乙烯 | 1%～2% | γ-萜品烯 | 1%～1.5% |
| 綠花醇 | 1%～1.5% | 馬鞭草烯 | 0.6%～1% |
| 龍腦 | 0.5～1 | 桃金孃醇 | 0.5%～1% |

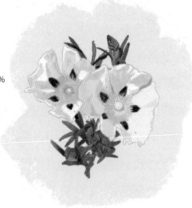

## 生理功效：

• 強大的止血效果，促進傷口癒合

• 調節月經血量，尤其是月經量過大，改善痛
經

• 調節自主神經系統，緩解神經緊張

• 改善風濕性關節炎，多發性硬化症

• 加強淋巴循環，還能提升免疫力

• 有助預防一般病毒性傳染病

• 處理皰疹、水痘、麻疹等問題

• 收斂緊實肌膚，改善皺紋、皮膚鬆弛，毛孔
粗大

## 心理功效：

安撫驚恐與無助，修復身心創傷。

　　岩玫瑰在中國植物志中的學名為棕斑岩薔薇，是多年生灌木，生
長在地中海沿岸，葉片常綠，會分泌芳香黏稠的香脂，觸摸葉片會感

覺黏手。開白色花朵，花心部分有紫紅色斑點，花瓣有五朵，呈皺褶狀，適應性好，生命力頑強。

在法國芳療配方中，岩玫瑰精油是治療克隆氏症最重要的精油之一，這是一種原因不明的腸道炎症性疾病，在胃腸道任何部位均可發生，但好發於末端回腸和結腸，表現為腹痛、腹瀉、腸梗阻，伴有發熱、營養不良，病程反復發作，不易根治。

岩玫瑰精油是高品質的定香劑，有著深厚、溫潤、甜美的氣味，被認為是龍涎香與麝香的替代品。古埃及人將它用於宗教儀式中。

岩玫瑰精油雖然是從葉片萃取的，但有著樹脂類精油的特性，可以幫助傷口癒合，原因是岩玫瑰的葉片會分泌黏稠的香脂，有點像樹木分泌樹脂一樣，因此也會被稱為勞丹脂。岩玫瑰精油最有價值的功效是止血，因此是常用外傷藥，同時還能處理月經血量過多。

岩玫瑰雖然不是很常用的精油，但功效特徵有其獨到之處，因此，也是值得收入精油包中的一款精油。

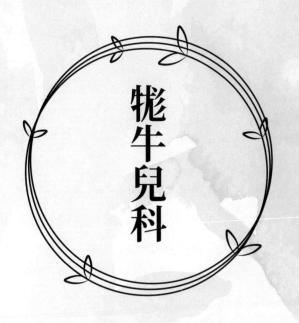

牻牛兒科

英文名：Geranium Bourbon

拉丁名：*Pelargonium graveolens*

植物科屬：牻牛兒苗科天竺葵屬

萃取部位：葉片

萃取方式：蒸餾

氣味形容：濃郁的花葉混合的香味

主要產地：馬達加斯加、埃及、南非、剛果、盧旺達

## 波旁天竺葵

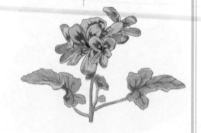

### 代表成分：

| | | | |
|---|---|---|---|
| 香茅醇 | 22%～36% | 牻牛兒醇 | 13%～19% |
| 甲酸香茅酯 | 8%～14% | 沉香醇 | 2%～8.5% |
| 異薄荷酮 | 3%～9% | 10- 表 - γ - 桉葉醇 | 0%～4.5% |
| 甲酸牻牛兒酯 | 3%～8% | 薄荷酮 | 0.3%～2% |
| 玫瑰醚 | 1%～2% | 丁香油烴 | 1%～2% |
| α- 松油烯 | 0.4%～1% | 大根老鸛草烯 | 0.7%～1.6% |
| 惕各酸牻牛兒酯 | 0.7%～1% | 丁酸牻牛兒酯 | 0.7%～1.2% |
| 波旁烯 | 0.6%～1.2% | 丙酸牻牛兒酯 | 0.6%～1.2% |

英文名：Geranium Rose

拉丁名：*Pelargonium roseum*

植物科屬：牻牛兒苗科天竺葵屬

萃取部位：葉片

萃取方式：蒸餾

氣味形容：甜美花葉混合的香味

主要產地：埃及、南非、馬達加斯加、阿爾巴尼亞

## 玫瑰天竺葵

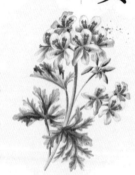

### 代表成分：

| | | | |
|---|---|---|---|
| 香茅醇 | 21%～40% | 牻牛兒醇 | 10%～15% |
| 甲酸香茅酯 | 7%～11% | 沉香醇 | 3%～5% |
| 異薄荷酮 | 4%～8% | 10- 表 - γ - 桉葉醇 | 2.5%～3.5% |
| 甲酸牻牛兒酯 | 2%～7% | 薄荷酮 | 0.4%～2.8% |
| 玫瑰醚 | 1.4%～2.8% | 愈創木酚 -6,9- 二烯 | 0.4%～7% |
| 杜松烯 | 0.3%～1% | 大根老鸛草烯 | 0.3%～0.8% |
| 惕各酸牻牛兒酯 | 0.4%～1.5% | 丁酸牻牛兒酯 | 0.8%～1% |
| 波旁烯 | 1%～1.5% | 苯甲酸乙酯 | 0.5%～0.8% |

**兩種天竺葵的生理功效：**

- 刺激腎上腺皮質的分泌
- 改善經前症候群，調順月經週期，調節經量
- 改善更年期症狀，改善陰虛，養護生殖系統，保持機能
- 養護肝臟與腎臟功能，有助改善尿道感染
- 利尿，改善蜂窩組織炎，促進循環，加速代謝
- 刺激淋巴系統，改善靜脈曲張與痔瘡
- 減輕體液滯留，改善水腫，尤其是經期水腫
- 改善乳腺發炎及充血問題
- 雙向調節神經系統，平衡過度興奮或萎靡不振
- 放鬆神經，緩解壓力，抗抑鬱，有助改善心悸

- 抗病毒，輔助治療帶狀皰疹感染
- 抗菌，輔助治療皮膚真菌感染、面皰
- 保濕，平衡油脂分泌，適合各類膚質
- 美白肌膚，使膚色均勻
- 調理毛孔阻塞的肌膚，緊實肌膚，改善皮膚鬆弛

**心理功效：**

放鬆壓力，強化內心能量，回歸生命的喜悅感。

天竺葵原產城南非，是多年生灌木，植株有絨毛，花有多種顏色：紫色、粉色、白色等，葉片邊緣有不規則的羽裂，葉片有強烈的香味，不耐寒，喜歡排水良好的土壤。玫瑰天竺葵被認為是 Pelargonium capitatum 與 Pelargonium radens 的雜交品種。

天竺葵精油是最受歡迎的精油之一，氣味芳香，功效多元，溫和而強大，非常適合搭配其它精油一起使用。天竺葵精油是從植物葉片中提取的精油，天竺葵很容易雜交，因此品種繁多，最早被使用的品種應該是 Pelargonium capitatum，目前芳香療法運用最為廣泛的是玫瑰天竺葵和波旁天竺葵精油。

天竺葵十七世紀被帶到歐洲，第一次用於蒸餾精油的品種是法國種植的天竺葵，後來被帶到法國殖民地和非洲其它地方，分佈更為廣泛，之後許多國家建立了天竺葵種植基地，比如西班牙、義大利，北

非的阿爾及利亞、摩洛哥和埃及，中非的剛果和東非的肯亞，印度洋的馬達加斯加和留尼旺島、俄羅斯、印度和中國。早期的天竺葵精油主產地在留尼旺島和阿爾及利亞，目前的主產地是埃及和中國。

天竺葵精油最具標籤性的特徵是「平衡」，無論是身體機能還是皮膚保養，中國文化崇尚易經，平衡中蘊藏大智慧，天竺葵精油就是這樣一款「智慧」的精油，可以平衡身體機能的異常，雙向調節皮脂分泌的異常，是很常用的一款精油，它的氣味也非常好聞，幾乎沒有人不喜歡它，是中等價位精油中的明星精油。

波旁天竺葵在中國植物志中的學名是香葉天竺葵，「波旁」來源於英文名的音譯。玫瑰天竺葵和波旁天竺葵的精油成分略有差異，一般來說，用於肌膚保養，首選玫瑰天竺葵精油；用於身體調理，首選波旁天竺葵精油。不同產地的天竺葵精油成分有所差異，購買時需留意成分報告。

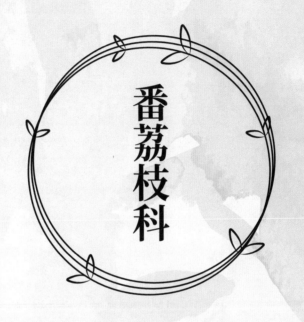

番茄荔枝科

英文名：Ylang Ylang

拉丁名：*Cananga odorata*

植物科屬：番荔枝科依蘭屬

萃取部位：花朵

萃取方式：蒸餾

氣味形容：令人迷醉、馥郁、

魅惑的花香調

主要產地：馬達加斯加、
葛羅

## 代表成分

不同蒸餾階段獲取的精油成分：

| 成分 | 特級（25 分鐘） | I 級（1 小時） | II 級（3 小時） | III 級（8 小時） |
|---|---|---|---|---|
| 沉香醇 | 24% | 18%～19% | 13% | 3% |
| 大根老鸛草烯 | 7%～8% | 12%～13% | 18%～19% | 15% |
| 乙酸牻牛兒酯 | 17% | 11%～12% | 8%～9% | 5%～6% |
| 對甲基苯甲醚 | 16% | 8%～9% | 4%～5% | 1% |
| α-金合歡烯 | 2%～3% | 6%～7% | 13% | 16% |
| 丁香油烴 | 2%～3% | 6%～7% | 14%～15% | 21%～22% |
| 苯甲酸苄酯 | 4%～5% | 4%～5% | 7%～8% | 11% |
| 乙酸苄酯 | 7%～8% | 4%～5% | 1%～1.5% | 0.5% |
| 苯甲酸甲酯 | 6%～7% | 4%～4.5% | 1%～2% | 0.5% |
| 牻牛兒醇 | 1%～1.5% | 2% | 1% | 0.7% |
| 乙酸金合歡酯 | | 1%～2% | | 2%～3% |
| 乙酸肉桂酯 | 0.5% | 1%～2% | | |
| 法尼醇 | | 1%～2% | | |
| 水楊酸苄酯 | 0.5% | 1%～2% | 1% | 1%～2% |
| 乙酸戊烯酯 | 1%～1.5% | 0.5% | | |
| 蓽草烯 | 1%～2% | | 2%～3% | 3%～4% |
| 杜松烯 | 0.7% | | 2%～3% | 4% |
| 乙酸十八烷基酯 | | | 1%～2% | |
| α-杜松醇 | | | 1% | 1%～2% |
| 金合歡醇 | 0.4% | | 0.9% | 1% |
| α-依蘭烯 | | | 0.8% | 0.8% |
| 古巴烯 | | | 0.7% | 1%～2% |
| 雙環大根老鸛草烯 | | | | 0.5% |
| 1,8-桉油醇 | 0.7% | | | |
| 丁香酚 | 0.7% | | | |

**生理功效：**

- 養陰舒肝，用於陰虛證及肝氣鬱結
- 抗抑鬱、鎮定，改善失眠、氣喘
- 安撫神經，安撫精神創傷、驚嚇
- 緩解呼吸急促及心跳過速、有助降血壓
- 改善甲狀腺亢奮
- 調節腎上腺素分泌，放鬆神經系統，讓人歡愉
- 有助改善性冷淡
- 平衡與調節更年期症狀
- 有助保持胸部豐滿、挺拔
- 肺部及泌尿系統的抗菌劑

- 有助調節心臟功能，具有鎮靜效果
- 平衡油脂分泌，改善油性肌膚及壓力型暗瘡
- 調理頭皮，養護秀髮
- 抑制黑色素生成，改善皮膚暗沉與斑點
- 平衡激素，被譽為子宮的補藥

**心理功效：**

改變內向、緊張的狀態，平衡與放鬆，釋放喜悅。

依蘭為熱帶常綠喬木或灌木，原產於印度，生長迅速，年生長超過 5 公尺，一般會長到 12 公尺，葉片表面光滑，橢圓形，黃綠色花，花香濃郁，花期為 4～8 月，喜歡酸性土壤。

在歐洲，依蘭常用於香水調香，也用於護髮，十九世紀，有一種髮油稱為馬卡薩油（Macassar），主要成分就是依蘭精油。

依蘭又稱為香水樹，馬來語是 Alang-ilang，意為「花中之花」，被譽為「東方的王冠」，印尼人在傳統婚禮儀式中，在新婚夫婦的床上灑滿依蘭，暗示依蘭有催情的功效，依蘭也被稱為「窮人的茉莉」，大多是指在催情方面的功效與茉莉一樣優越，但價格卻更便宜，事實上，依蘭含有自己獨特的天然化合物成分，與茉莉並不完全相同。

依蘭精油所含有的大根老鸛草烯和金合歡烯成分，可以促進及調節腦部神經傳導物質，還可發揮激素效應，有催情的功效；醚類成分也有助於發揮動情功效；同時，依蘭含有大量的酯類成分，帶來全面

放鬆、抗痙攣功效；據此可見，依蘭精油對於神經緊張型及壓力型的性障礙、性冷淡，具有優越的功效。

依蘭精油的氣味很特別，桂柏在他的《草藥自然史》（Histoire naturelle des drogues simples）中，將依蘭精油的氣味與水仙精油相提並論，事實上，水仙精油多為原精，不能用於芳香療法，不像依蘭精油是蒸餾法萃取，可以安全無虞地用於芳香療法。

依蘭精油的萃取方式是比較特別的，採用分階段萃取，第一階段稱為特級依蘭精油，酯類成分最高，氣味最為甜美，較常用於調香或薰香；接下來是一級、二級精油，適合用於護膚品和身體護理品；最後是三級精油，一般用於香皂、蠟燭等；芳香療法最常用的是混合四個階段的萃取物，稱為完全依蘭精油，氣味最為豐富，功效也最全面，完美依蘭精油需連續蒸餾長達 18 個小時，是非常耗費人力與時間的一款精油。

## 正是時候開始中醫芳療 · 上集
## 86 種植物精油百科

作　　　者 —— 郭恒怡
設　　　計 —— 張巖
內文排版 —— 葉若蒂
主　　　編 —— 楊淑媚
校　　　對 —— 楊淑媚
行銷企劃 —— 謝儀方

第五編輯部總監 —— 梁芳春
董 事 長 —— 趙政岷
出 版 者 —— 時報文化出版企業股份有限公司
　　　　　　108019 台北市和平西路三段二四〇號七樓
發行專線 —— 02-2306-6842
讀者服務專線 —— 0800-231-705、02-2304-7103
讀者服務傳真 —— 02-2304-6858
郵　　　撥 —— 19344724 時報文化出版公司
信　　　箱 —— 10899 臺北華江橋郵局第 99 信箱
時報悅讀網 —— http://www.readingtimes.com.tw
電子郵件信箱 —— yoho@readingtimes.com.tw
法律顧問 —— 理律法律事務所　陳長文律師、李念祖律師
印　　　刷 —— 勁達印刷有限公司
初版一刷 —— 2023 年 3 月 24 日
定　　　價 —— 新台幣 450 元

時報文化出版公司成立於一九七五年，並於一九九九年股票上櫃公開發行，於二〇〇八年脫離中時集團非屬旺中，以「尊重智慧與創意的文化事業」為信念。

正是時候開始中醫芳療. 上集, 86 種植物精油百科 / 郭恒怡作 . -- 初版 . -- 臺北市：
時報文化出版企業股份有限公司, 2023.03　面；　公分
ISBN 978-626-353-577-0( 平裝 )
1.CST: 芳香療法 2.CST: 香精油 3.CST: 中醫
418.995　　　　　　　　　　　　　　　　　　　　　112002391

本作品中文繁體版通過成都天鳶文化傳播有限公司代理，經中國輕工業出版社有限公司授予時報文化出版企業股份有限公司獨家出版發行，非經書面同意，不得以任何形式，任意重製轉載。